Sankalpa

I edizione novembre 2013

Intento è un marchio di Lit Edizioni
Sede operativa: Via Isonzo 34, 00198 Roma
Tel. 06.8412007 – fax 06.85865742

Stefano Momentè

FIGLI VEGAN

INTENTO

IL LIBRO

Una delle principali preoccupazioni, quando ci si prepara ad allevare un figlio secondo i princìpi vegani, è se i suoi parametri di crescita potranno risultare nella media.

Voglio rassicurare subito i genitori: tutti gli studi effettuati hanno dimostrato che la crescita è praticamente la medesima rispetto agli onnivori.

Tanto che anche l'*American Dietetic Association*, una delle più autorevoli associazioni di nutrizionisti al mondo, afferma ormai da anni che l'alimentazione vegana è nutrizionalmente adeguata anche in fase di accrescimento.

Il latte delle madri vegane sembra essere addirittura qualitativamente migliore, più completo e con un minor contenuto di sostanze inquinanti.

Dal punto di vista dell'educazione alimentare sono in molti a sostenere che la dieta vegana nei bambini rappresenti un esempio positivo. Essa pone le basi per uno stile alimentare e di vita a basso rischio delle cosiddette *patologie della civilizzazione*, legate al consumo di cibo spazzatura e di grandi quantità di prodotti animali.

L'errata convinzione che i bambini vegani crescano poco deriva dal fatto che la maggioranza degli studi è stata condotta in passato su soggetti che seguivano una dieta macrobiotica. L'unica eccezione è costituita dallo studio su The Farm, una vasta comunità vegan che si trova nel sud del Tennessee.

Nata come esperimento di vita nel 1971, The Farm, la fattoria, si è poi sviluppata nel tempo. Gli studi compiuti fin dagli anni '70 all'interno di questo gruppo sono stati fondamentali per provare la validità dello stile di vita vegan.

La rivista scientifica *Pediatrics* nel settembre 1989, ad esempio, valutava l'altezza e il peso di 404 bambini vegani della Farm e rilevava che erano, in media, appena 0,7 centimetri più bassi e 1,1 kg più leggeri rispetto alla popolazione di riferimento, e che quindi si potevano considerare perfettamente nella norma.

LA SALUTE DEI NOSTRI FIGLI

OBESITÀ INFANTILE

Il riscontro statistico non lascia dubbi: sovrappeso e obesità in età evolutiva non sono certo un fenomeno raro. Nel nostro Paese la percentuale di bambini e adolescenti in sovrappeso è superiore al 20%, mentre è pari al 6% la quota degli obesi. Il problema interessa soprattutto la fascia di età 6-13 anni, ed è maggiormente diffuso tra i maschi.

L'Organizzazione Mondiale della Sanità ha già lanciato l'allarme qualche anno fa: nell'*European Health Report* 2002, il rapporto sulla salute in Europa pubblicato dall' Ufficio Regionale Europeo dell'OMS, l'obesità è definita come una vera e propria epidemia estesa a tutta la Regione Europea. Nel documento viene riportato chiaramente che: «In molti Paesi europei più della metà della popolazione adulta si trova al di sopra della soglia di sovrappeso e circa il 30% degli individui rientra nella categoria degli obesi, *clinically obese*. L'obesità infantile è in continuo aumento. In molti Paesi europei, un bambino su cinque è affetto da obesità o sovrappeso. Un preoccupante dato di fatto è rappresentato dalla persistenza dell'obesità nell'età adulta, con conseguente aumento dei rischi per la salute. Un altro aspetto del problema sono le ripercussioni psicologiche: diminuzione dell'autostima e persino sindromi depressive».

Nella *Conferenza sull'obesità, una sfida per l'Unione Europea*, tenuta a Copenaghen l'11 e il 12 settembre 2002, il tema è stato ulteriormente analizzato nella sua gravità.

Questi i punti fondamentali emersi dal dibattito:

✓ Nel mondo, più di 300 milioni di individui sono obesi

✓ Tale numero è destinato ad aumentare, con gravi conseguenze per la salute

✓ Il problema è più serio nell'America del Nord e in Europa, ma è diffuso in aree dove, in passato, non era presente se non in minima entità: Asia, India, Cina, Giappone, alcune regioni dell'Africa e del Sud America

✓ L'incidenza dell'obesità è raddoppiata in molti Paesi, negli ultimi anni

✓ Nell'ultima decade, l'incidenza in Europa è aumentata del 10-50%

✓ Secondo uno studio della International Obesity Task Force, circa il 4% di tutti i bambini d'Europa è affetto da obesità e tale percentuale è in marcato aumento

✓ Si stima che il 2-8% dei costi globali per la sanità sia legato all'obesità

✓ La dimensione del problema negli USA è doppia rispetto all'Europa, ma il tasso di aumento nei Paesi europei è più elevato

Gli elementi chiave per la prevenzione e il trattamento dell'obesità sono identificati in un'alimentazione corretta, nel ruolo della famiglia, nell'attività fisica. Campagne informative di larga portata sono ritenute necessarie per aumentare la consapevolezza del problema in tutti i settori della società, compreso quello del personale sanitario, spesso tanto insufficientemente preparato ad affrontare il problema che i pazienti restano riluttanti all'assistenza.

L'obesità infantile è il risultato di un bilancio energetico positivo protratto nel tempo. In pratica si introducono nel tempo più calorie di quante se ne consumano.

La definizione di sovrappeso e obesità nel bambino è più complessa rispetto all'adulto, il cui peso ideale è calcolato in base al BMI, *Body Mass Index* o *Indice di Massa Corporea*.

Il BMI si calcola dividendo il peso del soggetto in kg per l'altezza espressa in metri al quadrato.

Sovrappeso:	BMI fra 25 e 30
Obesità di II grado:	BMI fra 30 e 40
Obesità di III grado:	BMI maggiore di 40

In mancanza di parametri di riferimento più precisi e adeguati, il BMI è stato proposto anche per i più piccoli applicando tabelle di correzione che tengono conto del sesso e dell'età.

Si può definire:

✓ In sovrappeso: un bambino il cui peso supera del 10-20% quello ideale riferito all'altezza

✓ Obeso: un bambino il cui peso supera più del 20% quello ideale riferito all'altezza

VEGANI = PIÙ SANI

La totalità della scienza medica concorda che una dieta ricca di frutta e verdura è fondamentale nella prevenzione di moltissime malattie. L'ADA, *American Dietetic Association* afferma che «le diete vegetariane, tutte, correttamente bilanciate, sono salutari, adeguate dal punto di vista nutrizionale e possono conferire benefici per la salute nella prevenzione e nel trattamento di alcune patologie».

Già nel 1961 il *Journal of the American Medical Association* scrisse che il 97% delle patologie cardiache, causa di oltre la metà dei decessi negli Stati Uniti, si poteva prevenire con una dieta vegetariana. Una minore incidenza si ottiene nei vegetariani anche nel caso di malattie come l'ipertensione arteriosa e il diabete mellito non insulino-dipendente: meno 65% negli uomini, meno 80% nelle donne. Risultati importanti nella prevenzione si ottengono anche per alcuni tumori: colon, prostata, stomaco, mammella, polmoni. Ricordiamo che frutta e verdura sono ricchi di fibre, mentre gli alimenti di origine animale ne sono privi. Per loro natura, le fibre non possono essere digerite nei primi stadi del processo digestivo degli esseri umani e contribuiscono a far transitare il cibo più velocemente lungo il canale intestinale. Aiutano così anche l'eliminazione di sostanze cancerogene e ne riducono il tempo di contatto con le pareti intestinali. La ricerca evidenzia come nelle popolazioni africane il periodo di permanenza del cibo nell'intestino sia al massimo di 30-35 ore, mentre negli Stati Uniti e negli altri Paesi occidentali raddoppia, arrivando addirittura a 5 giorni. Le fibre risultano protettive sicuramente nei confronti del cancro al colon, ma alcuni studi hanno rivelato come pure il cancro alla mammella e quello allo stomaco siano meno frequenti. I medici consigliano di assumere quantità di fibre molto elevate anche allo scopo di controllare il diabete. Secondo l'ADA, oltre alle fibre, è grazie al minor contenuto di grassi saturi, colesterolo, proteine animali e spesso alla maggior concentrazione di folati, antiossidanti come le vitamine C ed E, carotenoidi e sostanze fitochimiche, che le diete vegetariane risultano protettive per la salute. Ancora di più se non si consumano latticini. Nel caso di tumore alla prostata, ad esempio, che nei Paesi ricchi costituisce la seconda causa di morte per neoplasia nel maschio adulto, l'aumento di rischio nei forti consumatori di prodotti caseari è addirittura del 50%. Responsabile sarebbe la frazione non grassa del latte, a causa dell'elevato contenuto di calcio. Recenti sudi effettuati sugli *Avventisti del Settimo Giorno*, vegetariani per motivi religiosi, hanno evidenziato, inoltre, una diminuzione del rischio di cancro alla mammella fino al 20%. Ciò si ritiene dovuto anche al fatto che le donne vegetariane assumono con la dieta maggiori quantità di fitoestrogeni, sostanze simili agli ormoni, che svolgono un ruolo protettivo, aumentando e migliorando le difese immunitarie.

Possiamo chiudere questa breve introduzione evidenziando come:

✓ I vegetariani abbiano migliori abitudini di vita indipendentemente da quelle dietetiche

✓Assumano minori quantità di alimenti nocivi per la salute, a cominciare dalla carne

✓Assumano generalmente minori quantità di alimenti non carnei, con benefici effetti sullo stato di salute

+ VEGANI – TONSILLITI

La correlazione tra consumo di carne, latticini e tonsilliti è ormai assodata.

Le tonsille sono due ghiandole a forma di mandorla poste ai lati della gola, appena sotto l'ugola. Fungono da sentinella e difendono l'organismo dalle sostanze estranee che circolano nel sangue. La loro eliminazione non rimuove la vera causa del male, ma priva l'organismo di una delle sue più importanti difese. L'infiammazione non è altro che un processo messo a punto dal sistema immunitario per guarire. Permette infatti un afflusso maggiore di sangue e di sostanze nutritive, fermarla tramite antibiotici-bombe è cullarsi in una finta guarigione, ovvero spostare il problema da una parte all'altra, aggravandolo.

Togliendo le tonsille si caricano di maggiore lavoro altri organi immunitari, come l'appendice che svolge funzione analoga, i quali finiscono facilmente per infiammarsi a loro volta. A provocare le infiammazioni sono spesso i cibi sbagliati, specie i latticini che, se in eccesso, possono favorire la proliferazione microbica delle tonsille a causa dell'elevato contenuto zuccherino, oltre che facilitare l'infiammazione con il loro contenuto di grassi saturi.

Moltissimi casi di tonsilliti croniche già avviate alla chirurgia si sono potuti recuperare completamente eliminando latte e latticini dalla dieta.

APPUNTI DI NUTRIZIONE

I MACRONUTRIENTI: LE PROTEINE

Le proteine spesso, soprattutto da chi pratica sport, sono erroneamente considerate la principale fonte di energia. Niente di più sbagliato. Esse servono, invece, a promuovere la crescita e a formare la struttura fondamentale di diverse parti del corpo, come pelle, capelli e unghie. La loro assunzione è importante per il mantenimento di queste parti e per la sostituzione dei tessuti logori. Inoltre forniscono un apporto costante di enzimi, anticorpi e ormoni che regolano molte funzioni del nostro organismo, come la digestione.

Le proteine sono costituite da minuscole unità chiamate aminoacidi, a loro volta composti di carbonio, ossigeno e idrogeno in unione con l'azoto, che permette loro di legarsi, fino a creare lunghe molecole complesse.

Nel corso della gravidanza e dell'allattamento i bisogni proteici aumentano, ma è possibile compensare questa accresciuta esigenza aumentando il cibo ingerito e il conseguente apporto calorico. Nella fase della crescita, quindi, lattanti e bambini necessitano, rispetto agli adulti, di una maggiore quantità di proteine in proporzione al loro peso corporeo.

Con una dieta bilanciata di solito si assumono proteine sufficienti se vengono introdotte altrettante calorie.

Gli aminoacidi sono i mattoni che costituiscono le proteine. Dei circa venti aminoacidi esistenti, che si combinano tra loro in modi diversi per produrre un'ampia varietà di proteine, otto prendono il nome di *essenziali*, poiché il corpo umano non riesce a sintetizzarli in maniera autonoma, seppur non possa farne a meno.

Gli aminoacidi essenziali sono: Leucina, Isoleucina, Lisina, Metionina, Fenilalanina, Treonina, Triptofano e Valina. Per assumere questi nutrienti il corpo umano deve far riferimento all'esterno ad altre sostanze. Gli alimenti di origine animale contengono proteine complete, cioè con tutti gli aminoacidi essenziali e nelle proporzioni richieste, mentre nel mondo vegetale solo la soia ha queste caratteristiche. Un vegano ha perciò l'esigenza di variare quanto più possibile la propria alimentazione, in maniera di provvedere al corretto fabbisogno degli aminoacidi essenziali. È la combinazione di diverse fonti che garantisce un rifornimento di proteine di qualità.

Assumere proteine da fonti vegetali comporta grandi vantaggi. Innanzitutto la qualità delle proteine, ottima, a dispetto di chi ancora continua a definire le proteine animali come nobili, unita a un basso contenuto di grassi e all'abbondanza di fibre.

Mangiare cibi vegetali permette anche di combinare gli aminoacidi con i carboidrati, le vitamine, i sali minerali, gli enzimi e gli ormoni: sostanze essenziali per una corretta utilizzazione delle proteine. Le fonti proteiche di origine animale tendono ad essere ricche di grassi, soprattutto saturi. E i cibi animali, ad alto contenuto di purine, formano acido urico. Una dieta a elevato contenuto proteico può comportare, di conseguenza, oltre a molti problemi legati al sovrappeso anche l'insorgenza di malattie. Come l'osteoporosi. Le diete ricche di proteine, specie animali, a causa dell'elevata acidità, provocano un'escrezione urinaria di calcio superiore alla norma. Quelle a base di prodotti vegetali, al contrario, sono in grado di fornire anche un'adeguata quantità di calcio, risultando quindi di grande aiuto nella prevenzione di questa malattia.

La RDA, *Dose Giornaliera Raccomandata dai nutrizionisti*, consiglia di assumere circa 0,8-0,9 grammi di proteine per ogni chilogrammo di peso corporeo. Ma il trend è decisamente in diminuzione.

Se l'assunzione di calorie è adeguata, per una dieta vegana è facilissimo soddisfare il fabbisogno proteico. Non è necessario seguire un rigido piano di combinazione delle fonti proteiche, è più importante nutrirsi seguendo un'alimentazione variata durante la giornata.

Ricordiamo che alcuni legumi contengono in proporzione addirittura più proteine della carne. La soia da sola contiene tutti gli aminoacidi essenziali.

I risultati a lungo termine dello studio EPIC, *European Prospective Investigation into Cancer and Nutrition*, conclusasi nel 2007, mostrano che l'assunzione prolungata di diete a ridotto contenuto di carboidrati ed elevato di proteine, diffusamente utilizzate per il controllo del peso corporeo, aumenta il rischio di morte.

I ricercatori hanno valutato la dieta di 22.944 adulti greci sani. Un elevato contenuto di proteine e un inferiore contenuto di carboidrati aumentava il rischio di morte del 22%, in confronto a soggetti che consumavano più carboidrati e meno proteine.

I MACRONUTRIENTI: I CARBOIDRATI

I carboidrati sono la principale fonte di energia per il nostro organismo. Composti di carbonio e acqua, sono detti anche glucidi e si dividono in due grandi categorie:

✓ Gli zuccheri, carboidrati semplici
✓Gli amidi, carboidrati complessi

Sebbene non esistano carboidrati essenziali, il ruolo dei glucidi è fondamentale. Il solo sistema nervoso centrale necessita di circa 180 grammi di glucosio al giorno per svolgere le proprie funzioni in maniera ottimale.

Gli amidi, contenuti nei cereali, nella verdura e nella frutta, hanno un valore nutritivo elevato, in quanto, oltre all'apporto energetico, forniscono vitamine, minerali, fibre e proteine. In generale è sempre meglio preferire alimenti a basso indice glicemico, nei quali l'assorbimento degli zuccheri è più lento.

Generalmente la dieta dei Paesi industrializzati è molto ricca di carboidrati, in particolare zuccheri semplici e raffinati, che vengono utilizzati per dolcificare gli alimenti.

Un uso eccessivo di zuccheri è correlato a patologie come l'obesità e il diabete, che in questo modo cominciano a manifestarsi fin dai primi anni di vita.

I MACRONUTRIENTI: I GRASSI

I grassi sono composti da carbonio, idrogeno e ossigeno, ma contengono più carbonio e meno ossigeno rispetto ai carboidrati. **Sono importanti** perché trasportano le vitamine liposolubili A, C, D, E e K. Inoltre, tra loro ci sono anche gli acidi grassi essenziali e in particolare l'*acido linoleico* di cui l'uomo ha particolarmente bisogno.

Costituiscono un'importante fonte di energia. Hanno però un elevato contenuto di calorie e vanno assunti con parsimonia. Tutta l'energia extra introdotta nell'organismo è immagazzinata sotto forma di grassi. La maggior parte si raccoglie nelle cellule del tessuto adiposo. Le diverse cellule dell'organismo, a eccezione dei globuli rossi e delle cellule del sistema nervoso, sono in grado di usare direttamente a scopi energetici gli acidi grassi che derivano dalla scissione dei grassi.

Quelli contenuti negli alimenti sono costituiti da una mescolanza di acidi grassi saturi e insaturi. In generale, se contengono principalmente acidi grassi saturi sono solidi a temperatura ambiente e si trovano in alimenti animali come la carne, il burro e i prodotti latto-caseari. Se contengono principalmente acidi grassi insaturi e polinsaturi sono invece liquidi a temperatura ambiente. Fanno eccezione i grassi contenuti in alcune carni e nel pesce che, pur presentandosi solidi a temperatura ambiente, contengono una rilevante quantità di acidi grassi polinsaturi e l'olio di cocco che, anche se è un olio vegetale liquido, è composto di acidi grassi saturi.

Gli acidi grassi essenziali (vitamina F)

È un gruppo eterogeneo di sostanze:

✓ Acido linoleico
✓ Acido linolenico
✓ Acido arachidonico presente negli olii vegetali liquidi

Sono detti essenziali perché necessari al corretto funzionamento del nostro organismo. Servono a mantenere fluida la membrana delle cellule, per il corretto sviluppo del cervello e del sistema nervoso e per la produzione di sostanze simili a ormoni chiamate *eicosanoidi.*

Conservano l'elasticità delle pareti delle arterie, sono necessari per il funzionamento degli organi, delle mucose e dei nervi, mantengono fluido il sangue. Queste sostanze chimiche regolano numerose funzioni organiche tra cui la pressione sanguigna, la viscosità ematica, la vasocostrizione, le risposte immunitarie e infiammatorie.

Gli esseri umani hanno la possibilità di convertire l'acido linoleico e alfa-linolenico in acidi grassi a catena più lunga ovvero quelli che contengono i precursori degli eicosanoidi.

Le fonti primarie di acidi grassi essenziali sono i vegetali e le alghe. L'acido linoleico si trova soprattutto nei semi, nelle noci, nei cereali e nei legumi. L'acido alfa-linolenico si trova nelle foglie verdi delle piante e alghe e in alcuni semi, noci e legumi.

I vegani non hanno fonti dirette di acido eicosopentanoico e docosoesanoico (acidi grassi a lunga catena della famiglia degli omega-3) nella dieta ma possono convertire l'acido alfa-linolenico nel proprio organismo. La fonte più ricca di acido alfa-linolenico è l'olio di lino. È bene utilizzarlo come base per il condimento dell'insalata o per pasta, patate, riso e verdure. Può anche essere aggiunto, sempre a freddo, a cereali caldi, minestre, salse, condimenti e frullati. L'olio può essere usato anche come integratore nella misura di uno o due cucchiai al giorno.

Le diete vegane contengono basse quantità di grassi saturi a meno che non vi sia un forte sviluppo di olii tropicali. Questi grassi, infatti, interferiscono con la conversione dell'acido alfa-linolenico, oltre ad aumentare il rischio di patologie degenerative. I grassi idrogenati, saturi, abbondano in merendine, crackers, biscotti, torte, snack e cibi spazzatura in genere. L'utilizzo regolare di grassi monoinsaturi nella propria dieta aiuta a limitare l'assunzione di grassi saturi. Ottime fonti di grassi monoinsaturi sono avocado, olive, nocciole, pistacchi, mandorle, noci. Questi cibi forniscono anche vitamine, minerali, sostanze fitochimiche e fibre che, se usati con moderazione, possono essere un ottimo complemento nelle diete vegetariane.

Consigliabile, ancora, limitare l'assunzione di olii vegetali ricchi di omega-6: è il modo più facile per mantenere l'acido linolenico a livelli accettabili. È necessario, poi, includere una fonte di acidi grassi omega-3 nella propria dieta quotidiana. Inserire, quindi, delle fonti vegetali di questo nutriente.

La quantità di grassi quotidiana varia da individuo a individuo. Quando vi è una quantità sufficiente nell'alimentazione di acido alfa-linolenico, gli altri due acidi grassi essenziali omega-3 possono essere sintetizzati da esso. Il fabbisogno di acidi grassi insaturi aumenta in proporzione alla quantità di acidi grassi saturi ingeriti.

Anche un'alimentazione a base di carboidrati aumenta il fabbisogno di acidi grassi insaturi.

L'Organizzazione Mondiale della Sanità raccomanda che i grassi polinsaturi costituiscano fino al 3-7% delle calorie totali della dieta.

Gli esperti consigliano di ottenere almeno il 3% dell'energia da acidi grassi omega-6 e lo 0,5% da acidi grassi omega-3.

CALCIO, FERRO, ZINCO E IODIO

Sono quattro i minerali principali ai quali i vegani devono prestare attenzione. Non perché non siano presenti in una dieta vegana, ma perché sono importanti e alcuni devono essere assunti in dosi più elevate.

IL CALCIO

Il calcio è il minerale più abbondante nel corpo umano e il più comune sulla crosta terrestre. È molto importante perché mantiene la struttura di ossa e denti, regola la coagulazione del sangue e l'equilibrio acido-base, è fondamentale nella contrazione muscolare, modula la produzione di ormoni, svolge attività anti-allergica, migliora l'assorbimento della vitamina B12 e del ferro.

Nel corpo umano sono presenti complessivamente circa 1000 grammi di calcio, distribuiti nel tessuto osseo 99%, nel tessuto muscolare 0,3%, nel plasma, nel fluido extracellulare e in altre cellule 0,7%.

L'osso è una struttura dinamica, sottoposta a un processo di sviluppo che dura tutta la vita. L'entità di questo processo è considerevole e richiede un buon apporto di energia. Inoltre, per sostenere il rimodellamento osseo, è fondamentale associare all'apporto calorico una buona disponibilità di minerali, soprattutto calcio.

La maggior parte della massa ossea viene accumulata entro i vent'anni, il picco si raggiunge intorno ai trent'anni, dopo i quaranta si va incontro a una riduzione fisiologica a carico sia della componente organica che di quella minerale. È un processo assolutamento fisiologico che si chiama *osteoatrofia senile*. Quando la perdita di massa è tale da compromettere l'espletamento delle normali fuzioni ossee, si parla di osteoporosi.

Sono molti i fattori di rischio che predispongono all'osteoporosi. Tra questi c'è una dieta iperproteica, perché l'eccesso di proteine provoca *ipercalciuria*, l'eliminazione di calcio con le urine. Bisogna fare attenzione, allora, a come si introduce il calcio nel nostro organismo. Troppo spesso, soprattutto come prevenzione all'osteoporosi, si invita al consumo in grandi quantità di latte vaccino e prodotti caseari. Niente di più sbagliato. È vero che latte e latticini contengono una grande quantità di calcio, ma è altrettanto vero che l'elevata quantità di proteine in essi contenuta toglie calcio alle ossa invece di aggiungerlo. Infatti chi assume molto calcio tramite i latticini presenta livelli di osteoporosi più alti.

Moderne ricerche hanno dimostrato che le popolazioni che assumono minore quantità di calcio presentano un'ossatura più forte, probabilmente proprio perché chi mangia cibi molto ricchi di calcio ingerisce allo stesso tempo cibi a reazione acida, che sottraggono calcio al corpo.

La mancanza di calcio ha quindi pochissima relazione con l'assunzione alimentare dello stesso, se non addirittura nessuna. L'unico modo per evitare la comparsa dell'osteoporosi è non causarla. Ecco perché, spesso, vegetariani e vegani sono meno soggetti a osteoporosi. La dose consigliata di calcio è di 800-1200 mg nei bambini, 800 mg in un individuo adulto. Le donne in gravidanza necessitano di un apporto di 1000-1300 mg.

Un suggerimento: alcune acque minerali possono contenere anche 400 mg di calcio al litro e quindi sono un'ottima fonte nutrizionale.

IL FERRO

Il corpo umano contiene circa cinque grammi di ferro, che interviene in particolare nel trasporto dell'ossigeno e nella respirazione cellulare. È quindi un metallo più che prezioso per la nostra salute. Nei cibi è presente in due forme: *eme* e *non eme*. Il ferro eme viene assorbito facilmente. Il ferro non eme, che costituisce il 60% di quello contenuto nei tessuti animali e la totalità del ferro contenuto nei vegetali, è di più difficile assorbimento.

Uno degli errori che si commette più facilmente è quello di associare il ferro all'anemia. In realtà esistono moltissime forme di anemia e quella associata al ferro è solo la cosiddetta *sideropenica*. Che nell'immaginario collettivo è strettamente associata a un'alimentazione vegetariana e vegana. In realtà studi recenti hanno rilevato che l'anemia da carenza di ferro non è più comune in queste categorie rispetto alla popolazione in generale. Errata è anche la convinzione che la carne sia l'unico cibo a contenere ferro. È stato provato che chi adotta una dieta vegetariana o vegana ben bilanciata non presenta sintomi di carenza di ferro, ma ne assorbe dagli alimenti meglio di una persona carnivora.

Molti dei cibi consumati dai vegani risultano superiori nel contenuto di ferro a quelli di origine animale. Per esempio si dovrebbero consumare 340 calorie di carne di manzo per ottenere la stessa quantità di ferro contenuta in 100 calorie di spinaci. Un'altra ragione che spiega il soddisfacente stato del ferro nei vegani è l'abbondanza di vitamina C nella loro dieta. Questa vitamina, infatti, aumenta di molto la capacità di assorbimento di ferro non eme da parte dell'organismo. Per fortuna molte verdure come le crucifere contengono, oltre a un elevata quantità di ferro, molta vitamina C, che ne facilita l'assorbimento. Anche combinazioni alimentari comuni, come legumi e salsa di pomodoro, permettono l'assimilabilità di elevate quantità di ferro.

Ma se anche i vegani non assumessero una quantità di ferro sufficiente, per alcuni scienziati questo sarebbe un vantaggio per la salute.

Contengono ferro:

✓ Lievito di birra
✓ Cacao
✓ Legumi
✓ Farina di castagne
✓ Cereali integrali

✓ Fiocchi d'avena
✓ Mandorle secche
✓ Fette biscottate
✓ Pinoli
✓ Fichi secchi
✓ Noci
✓ Alghe
✓ Frutta in genere

La dose giornaliera consigliata è di 10 mg al giorno per gli uomini e le donne dopo la menopausa e di 15 mg al giorno per le donne in età fertile. Le donne, infatti, necessitano di una maggior quantità di ferro per reintegrare la perdita di questo elemento durante il ciclo mestruale.

Una dieta variata, che presti attenzione agli alimenti ricchi di ferro, costituisce un buon punto di partenza per l'assunzione di sufficienti quantità di questo prezioso minerale.

LO ZINCO

È un minerale in traccia essenziale, presente in tutti i tessuti. È necessario per l'attività di almeno duecento enzimi. Una diminuita disponibilità di questo elemento limita la produzione di quasi tutte le proteine cellulari.

Lo zinco svolge attività antiossidante neutralizzando l'azione dei radicali liberi, promuove una crescita normale, potenzia il sistema immunitario ed è essenziale per la funzione degli ormoni sessuali maschili e della prostata.

Contengono zinco:

✓ Cereali integrali
✓ Legumi
✓ Lievito di birra
✓ Crusca

- ✓ Germe di grano
- ✓ Semi di zucca
- ✓ Verdure in genere

Un adulto ne necessita 15 mg al giorno. Tale apporto va elevato a 30 mg durante la gravidanza e a 25 mg durante l'allattamento.

LO IODIO

È un minerale che viene in gran parte trasformato in *ioduro* nell'organismo. È un oligoelemento necessario per il funzionamento della tiroide e quindi per il metabolismo. Per i vegani sono possibili carenze, comunque facilmente prevenibili usando sale da cucina iodato o introducendo nella dieta moderate quantità di alghe, ricchissime di questo minerale.

Contengono iodio:

- ✓ L'aglio
- ✓ Alcuni legumi (piselli schiacciati, fagioli comuni, lenticchie, piselli secchi, fagioli verdi)
- ✓ La soia
- ✓ Gli spinaci
- ✓ Le bietole
- ✓ Le zucchine
- ✓ Le cime di rapa

La dose consigliata è di 150 mcg al giorno. Per la donna, in gravidanza la quantità aumenta a 175 mcg, durante l'allattamento raggiunge i 200 mcg.

LE VITAMINE B12 E D

VITAMINA B12

È una molecola complessa, comunemente chiamata anche *cobalamina*. Il nome riflette la presenza del cobalto in posizione centrale.

Commercialmente si trova una preparazione composta con carbonio e nitrogeno: la cianocobalamina.

La vitamina B12 è indispensabile per la sintesi dell'emoglobina, importante per la divisione cellulare e la funzionalità del sistema nervoso.

È l'unica vitamina che potrebbe essere carente in una dieta vegana. È contenuta quasi esclusivamente in alimenti di origine animale come carne, latticini e pesce. Solo in quantità estremamente ridotte è presente nelle alghe, nei lieviti alimentari e nei vegetali. È quindi necessario sopperire a questa carenza per via orale o tramite iniezioni. Nonostante il fabbisogno di vitamina B12 sia infatti molto modesto, una deficienza di vitamina B12 rappresenta un serio problema, che può danneggiare irreversibilmente il sistema nervoso.

Si è riscontrato che una carenza di vitamina B12 causa al cervello un disturbo simile alla schizofrenia. Questo danno cerebrale può essere rivelato dai seguenti sintomi: bocca dolente, intorpidimento o rigidità, dolori acuti, formicolio o sensazioni di caldo e freddo.

Il British Medical Journal ha dichiarato: «È vero che una carenza di vitamina B12 può portare a gravi sintomi psicotici, che possono variare in gravità, da leggeri mutamenti dell'umore, lentezza mentale e difetti nella memoria, a gravi sintomi di carattere psicotico. Occasionalmente, questi disturbi mentali possono essere le prime manifestazioni di una carenza di vitamina B12». La carenza di questa vitamina si manifesta anche con nervosismo, neuriti, cattivo odore del corpo e disturbi mestruali. Se tale carenza non viene diagnosticata agli stadi iniziali, può sfociare in un deterioramento mentale permanente e in paralisi. Quando i sintomi divengono gravi, consultare un medico.

Ma non è un problema solo dei vegani. L'assorbimento della vitamina B12, infatti, avviene solo in presenza del cosiddetto fattore intrinseco, cioè di una mucoproteina secreta dalle cellule dello stomaco. L'assente secrezione di questo fattore provoca anemia perniciosa. Che è possibile ritrovare, soprattutto con l'avanzare dell'età, anche in soggetti onnivori.

Un organismo sano può avere riserve di vitamina B12 per moltissimi anni e la sua carenza rappresenta un'eventualità davvero rara. Per evitare rischi esistono diverse fonti vegane affidabili di vitamina B12. Tra questi i cereali fortificati, il latte di soia e diversi sostituti della carne. È fondamentale leggere attentamente le etichette dei prodotti in commercio per trovare quelli fortificati. Il tempeh, il miso e alcune alghe, spesso indicati ad alto contenuto di vitamina B12, invece, non sono fonti affidabili di questa vitamina, perché la quantità presente varia a seconda del tipo di processo al quale è sottoposto l'alimento.

In una ipotetica vita in natura, se ci cibassimo di verdure e radici che crescono spontanee, senza lavarle e disinfettarle, né aggiungere alcuna sostanza chimica al terreno, non ci sarebbero problemi di carenza di questa vitamina. La B12 la troveremmo proprio nelle radici, grazie ai batteri che vivono nel terreno. Ma non vivendo più in natura, questi batteri li dobbiamo sintetizzare chimicamente.

La dose giornaliera raccomandata varia da 0,5 mcg a 2,5 mcg, fino a 3 mcg per gli adulti, 4 durante la gravidanza e l'allattamento.

I neonati necessitano di 3 mcg giornalieri e i bambini da 1 a 2 mcg.

Oltre che con i cibi fortificati, la dose di B12 necessaria al nostro organismo può essere ottenuta attraverso gli integratori:

✓ 3 mcg al giorno da cibi fortificati
✓ 10 mcg al giorno da un'unica dose giornaliera di integratore
✓ 2000 mcg alla settimana da un integratore in unica assunzione

VITAMINA D

Detta anche calciferolo è un gruppo di pro-ormoni liposolubili costituito da cinque diverse vitamine:

✓ D1
✓ D2
✓ D3
✓ D4
✓ D5

Le due forme più importanti in cui questa vitamina si può trovare sono la D2, *ergocalciferolo* e la D3, *colecalciferolo*. La D2 è di provenienza vegetale, la D3 deriva dal colesterolo sintetizzato negli organismi animali.

È essenziale per mantenere livelli normali di calcio e fosforo nel sangue, stimolandone l'assorbimento a livello intestinale, assicurando una sana formazione di ossa e denti. È particolarmente importante per le donne in gravidanza e i bambini piccoli. Il massimo fabbisogno di vitamina D si registra nel periodo dell'accrescimento.

Può essere introdotta con il cibo, ma anche sintetizzata dal nostro organismo in presenza di luce solare: quando il corpo viene esposto ai raggi ultravioletti del sole, una sostanza liposolubile della pelle viene convertita in vitamina D e quindi trasferita nel circolo sanguigno.

Per assumerne una quantità sufficiente basta un'esposizione al sole della faccia e delle mani di 10-15 minuti 3 volte la settimana. Non essendo ben rappresentata nei cibi di origine vegetale, in assenza di esposizione solare adeguata, i vegani devono introdurla nella dieta tramite alimenti vegetali fortificati.

La vitamina D viene comunque accumulata nell'organismo e quindi quella prodotta durante i mesi estivi è generalmente sufficiente anche per il periodo invernale.

Anche gli onnivori che si espongono raramente al sole possono incorrere in carenze di questa vitamina.

ACIDO FOLICO, ACIDO PANTOTENICO, BIOTINA, NIACINA

VITAMINA B9

La vitamina B9 è detta anche **acido folico** o **folacina**. Non viene prodotta dall'organismo, deve essere assunta con il cibo. È essenziale per la sintesi del DNA e delle proteine e per la formazione dell'emoglobina, ed è particolarmente importante per i tessuti che vanno incontro a processi di proliferazione e differenziazione come, appunto, i tessuti embrionali.

La folacina si trova:

✓ Nei vegetali a foglie verdi
✓ Nel lievito di birra
✓ Nei legumi
✓ Nelle noci
✓ Nel frumento integrale
✓ Nelle arance
✓ Nella frutta in genere

Il bisogno di folacina è molto basso: il livello giornaliero raccomandato è di soli 200 mcg per l'adulto. La dose consigliata è però di 400 mcg. La quantità richiesta raddoppia durante la gravidanza con 800 mcg e durante l'allattamento con 500 mcg. La dose per i bambini è di 10 mcg per kg di peso corporeo.

La sua assunzione da parte di vegetariani e vegani è a volte addirittura superiore agli onnivori.

La carenza di acido folico nelle prime fasi della gravidanza aumenta fortemente il rischio di malformazione del feto, in particolare di difetti del tubo neurale, *DTN*, associati a spina bifida o anencefalia. Negli Stati Uniti a partire dalla fine degli anni '80 si consigliò alle donne in stato di gravidanza un supplemento di acido folico per prevenire tali rischi. È stato divulgato ora uno studio epidemiologico che ha verificato le nascite malformate nella Carolina del Sud tra il 1992 e il 1998. L'incidenza dei neonati malformati si è dimezzata, passando da 1,89 a 0,95 casi ogni 1000 nati vivi. La regolare assunzione di acido folico aiuterebbe a preservare anche l'efficienza del cervello negli anziani. Lo suggerisce uno studio condotto da ricercatori dell'Università di *Wageningen*, in Olanda, e pubblicato sulla rivista scientifica *The Lancet* nel 2007. Altri studi hanno rilevato il fattore protettivo di questa vitamina nella prevenzione del cancro al colon, ed effetti benefici sull'apparato riproduttivo maschile.

VITAMINA B5

Detta anche **acido pantotenico**, svolge un ruolo importantissimo nel metabolismo cellulare. Come coenzima, così come le prime tre vitamine del complesso B, partecipa alla produzione di energia da carboidrati, grassi, proteine. Fa parte del coenzima A, che presiede alle più importanti reazioni di tutti gli organismi viventi. È essenziale per la sintesi del colesterolo, degli steroidi: componenti organici liposolubili e degli acidi grassi. Favorisce l'utilizzazione delle altre vitamine, soprattutto la riboflavina. È importante per mantenere il tratto digerente in buona salute. L'acido pantotenico può migliorare la capacità dell'organismo di sopportare situazioni di stress.

Si trova praticamente in tutti gli alimenti, soprattutto in quelli che contengono le altre vitamine del gruppo B. La vitamina B 5 è anche sintetizzata dai batteri della flora intestinale. Raramente se ne presenta carenza. Ufficialmente ne è richiesta una dose giornaliera di 6 mg, tuttavia se ne consiglia un'assunzione tra i 10 e i 15 mg.

VITAMINA H

Detta anche biotina o vitamina B8 questa vitamina è necessaria per la crescita, in quanto entra in tutti i processi nei quali deve essere fissata l'anidride carbonica. È contenuta:

- ✓ Nei cereali
- ✓ Nella soia
- ✓ Nei pomodori
- ✓ Nelle arachidi
- ✓ Nel lievito di birra

È sintetizzata in elevate quantità anche dai batteri intestinali e presente, solo in piccole quantità, nella carne. Viene distrutta dall'*avidina*, una sostanza contenuta nell'uovo crudo. Vegetariani e vegani ne assumono probabilmente più degli onnivori.

La dose giornaliera consigliata secondo la *Commission of the European Communities* (1993) varia tra i 15 e i 100 mcg. Il fabbisogno può essere tranquillamente coperto mangiando:

- ✓ Pane integrale
- ✓ Vegetali in genere
- ✓ Funghi coltivati
- ✓ Noci
- ✓ Frutta
- ✓ Legumi

VITAMINA B3

È nota anche con il nome di niacina o vitamina PP per la sua azione contro la pellagra, *pellagra preventing*. È una vitamina idrosolubile essenziale per il buon funzionamento del sistema nervoso. Partecipa alla catena respiratoria: contribuisce cioè a liberare l'energia chimica contenuta nei nutrienti degli alimenti. Prende parte, come coenzima, alla sintesi dei grassi e del colesterolo. È coinvolta nella sintesi del DNA. Fonti ricche di vitamina PP sono:

- ✓ Lieviti
- ✓ Legumi
- ✓ Germe di grano
- ✓ Cereali
- ✓ Arachidi
- ✓ Noci

È una delle vitamine più stabili, essendo resistente all'ossigeno, alla luce, al calore.

Dosi elevate di niacina possono dare effetti negativi, quali arrossamento e prurito, disturbi gastrointestinali e asma, poiché liberano istamina.

La dose giornaliera raccomandata è di 6,6 mg di niacina per 1000 calorie. Si consigliano 18 mg per gli uomini, 13 mg per le donne e da 9 a 16 mg per i bambini. Il fabbisogno aumenta durante la gravidanza.

La quantità di niacina presente nell'organismo può essere ridotta da un'assunzione eccessiva di carboidrati.

GLI ANTIOSSIDANTI

Gli antiossidanti sono sostanze in grado di neutralizzare i radicali liberi e proteggere l'organismo dalla loro azione negativa. Le reazioni ossidative possono produrre radicali liberi, responsabili dell'avvio di una reazione a catena che danneggia le cellule.

Gli antiossidanti intervengono sui radicali intermedi e inibiscono altre reazioni di ossidazione.

Tra le sostanze antiossidanti più note troviamo il *beta-carotene*, che il nostro organismo trasforma in vitamina A, C ed E.

La vitamina A è liposolubile. Serve a mantenere in salute la pelle e mucose quali il rivestimento dell'intestino, dello stomaco, della gola e delle vie respiratorie. Influenza la crescita ed è importante per lo sviluppo delle ossa e del loro mantenimento. È essenziale, infine, per la salute degli occhi.

È diffusa in alimenti di origine animale, ma nei vegetali e nella frutta si trova un suo composto, il beta-carotene, con una composizione chimica molto vicina a quella del retinolo, che l'organismo è in grado di convertire in vitamina A.

Le fonti di beta-carotene sono principalmente i vegetali giallo/arancioni:

✓ Zucca
✓ Carote
✓ Meloni
✓ Patate dolci
✓ Albicocche
✓ Pomodori

Essendo la clorofilla sempre associata al carotene, la vitamina A si trova anche in qualche vegetale a foglie verdi, come in:

✓ Spinaci
✓ Broccoli

Circa il 90% di quella contenuta nel corpo umano è immagazzinata nel fegato. Le sue riserve sono tali da garantire il buon funzionamento dell'organismo per un paio d'anni. In condizioni di stress, e conseguente carenza, viene utilizzata questa riserva. Il trasporto di vitamina A attraverso la corrente sanguigna avviene tramite proteine che contengono zinco.

La carenza di vitamina A può essere dovuta a malattie epatiche o intestinali che ne impediscono l'assorbimento. Anche alcol e caffè sono inibitori.
Il **fabbisogno giornaliero** è espresso in RE, *retinolo equivalenti*. Per gli uomini è pari a 700 RE al giorno, per le donne 600. Un RE è pari a 1 mcg di retinolo o a 6 mcg di beta-carotene.
Per i bambini nel primo anno di vita, le raccomandazioni sono basate sul contenuto di vitamina A nel latte materno, che porta a un'assunzione di 350 RE/die.
I livelli raccomandati nella donna che allatta vengono aumentati della stessa quantità, 350 RE/die retinolo equivalenti al giorno. In caso di gravidanza, per la crescita dei tessuti materni e del feto, per il suo mantenimento per la costituzione delle sue riserve, si raccomanda un aumento dei livelli di 100 RE/die, sufficienti a garantire adeguate riserve.

VITAMINA C

L'acido ascorbico è una vitamina idrosolubile, necessaria alla salute dei tessuti connettivi. Accelera la guarigione delle ferite, impedisce l'ossidazione dei tessuti, sostiene il corpo nella difesa dalle infezioni, aumenta l'assorbimento del ferro. Molti animali sono in grado di sintetizzare la vitamina C da altre molecole mentre l'uomo, non avendo il corredo enzimatico adatto, deve assumerla dall'esterno e regolarmente. È tra le vitamine meno stabili, facilmente ossidabile e deteriorabile negli alimenti, dalla luce, dall'aria e dal calore. Sono perciò da evitare lavaggi e cotture prolungate. Si trova nella frutta fresca e nella verdura.

Ne sono particolarmente ricchi:

✓ Agrumi
✓ Melone
✓ Kiwi
✓ Fragole
✓ Cavoli
✓ Frutta tropicale
✓ Pomodori
✓ Broccoli
✓ Spinaci
✓ Indivia
✓ Peperoni
✓ Rape
✓ Pepe verde

La carenza di questa vitamina in forma grave determina lo scorbuto, malattia caratterizzata da deperimento organico ed emorragie diffuse. Che si manifesta con un progressivo senso di affaticamento, debolezza, depressione, caduta dei denti, dolori e gonfiori articolari. In caso di ipervitaminosi, invece, si hanno disturbi a livello gastrointestinale. È più facile riscontrarne carenza tra gli onnivori.

Il fabbisogno è di 60 mg nelle ventiquattr'ore, ma la dose può variare a seconda del peso, del metabolismo, dell'attività svolta, delle malattie, dell'età.

Le donne in gravidanza devono aumentare l'assunzione di vitamina C del 30%, circa 100 mg. Durante l'allattamento l'aumento dovrebbe essere del 60-70%, circa 150 mg, poiché un litro di latte materno contiene 50 mg di questa vitamina. Anche nei fumatori il fabbisogno raddoppia.

VITAMINA E

Il tocoferolo si trova in natura in otto diverse forme, divise in due gruppi:

✓ I tocoferoli
✓ I tocotrienoli

È un potente antiossidante liposolubile, presente in molti vegetali non raffinati. Tra i componenti di tutte le membrane cellulari. Previene l'azione dei radicali liberi, quindi l'invecchiamento dell'organismo. Le ricerche della *University of Texas Southwestern* hanno dimostrato che la vitamina E può ridurre i disturbi cardiaci e il rischio di ictus nei pazienti diabetici adulti. È contenuta in:

✓ Germe di grano
✓ Noci
✓ Olii vegetali spremuti a freddo (olio di germe di grano, olio di semi di girasole, olio di mais, olio extravergine d'oliva)
✓ Patate dolci
✓ Cavolo
✓ Semi interi (girasole, lino, sesamo)

Carenze di vitamina E sono molto rare, in quanto la maggior parte delle diete ne contengono quantità adeguate. Vegetariani e vegani ne assumono più degli onnivori.

Il fabbisogno di vitamina E è legato all'apporto di altri nutrienti, in particolare degli acidi grassi polinsaturi. La RDA è di 8-10 mg per gli adulti, leggermente inferiore per i bambini e 3-4 mg per i neonati.

VITAMINA K

Vi sono diverse forme chimiche di vitamina K detta anche fitonadine:

✓ **K1**, presente nei vegetali a foglie verdi

✓ **K2**, sintetizzata dai batteri normalmente presenti nell'intestino umano

✓ **K3**, o menadione, sintetizzata chimicamente

La vitamina K è necessaria alla coagulazione del sangue, in quanto previene le emorragie. Alcuni individui potrebbero averne maggiore necessità. I neonati non hanno una flora intestinale sufficiente a sintetizzarla. È principalmente prodotta nell'intestino, altre fonti sono:

✓ Spinaci
✓ Lattuga
✓ Broccoli
✓ Cavolfiore
✓ Verza
✓ E, in quantità minore, i cereali

Non sono state fissate quantità minime giornaliere raccomandate di questa vitamina. Il fabbisogno dipende da età, sesso, eventuali gravidanza e allattamento. Un apporto di 1 mcg per kg di peso corporeo al giorno appare adeguato, e sarebbe fornito da una normale dieta variata. L'uso eccessivo di vitamina K può essere tossico.

LINEE GUIDA

Nel bambino una dieta assolutamente priva di cibi di origine animale, quali carne, pesce, uova, formaggi e latte è compatibile con un adeguato accrescimento e un buono stato di salute. Contrariamente a quel che il pensiero comune tende a proporre. Soprattutto se almeno metà dell'apporto calorico giornaliero proviene dal latte materno.

Sicuramente ben compensata è una dieta vegana caratterizzata da un allattamento al seno prolungato fino a 6-12 mesi, ma anche fino a 2 anni con un'introduzione moderata di cereali integrali in chicchi e in farine, verdure, legumi e mandorle.

Un'esposizione quotidiana al sole provvede ampiamente al fabbisogno di vitamina D, assente nei vegetali.

Le accuse mosse alla dieta vegana da alcuni medici, di provocare carenze proteiche quali vitamine D e B12 o di sali minerali come calcio ferro e zinco, sono dovute a casi sporadici di bambini malnutriti per ignoranza o fanatismo ideologico dei genitori.

Un'alimentazione vegana equilibrata non contraddice le indicazioni dietetiche espresse da organismi quali l'*Istituto Nazionale della Nutrizione* e *l'Organizzazione Mondiale per la Sanità*. Che si riferiscono, in particolare, all'opportunità di una riduzione percentuale di grassi di origine animale, di un contenimento nell'assunzione di proteine animali e di una corretta assunzione di oligoelementi, fibre vegetali e polisaccaridi complessi.

Un'autorevole fonte americana di cui abbiamo già parlato, l'*American*

Dietetic Association, già dal 1987 dichiara che diete vegetariane latto-ovo, solo latto, solo ovo, ma anche completamente vegane sono in grado di fornire tutti i nutrienti durante la gestazione, l'allattamento e la crescita.

L'ALLATTAMENTO AL SENO

Tutti i bambini traggono benefici dall'allattamento al seno. Il latte materno contiene i nutrienti necessari affinché il neonato goda di buona salute e cresca bene. È il miglior alimento possibile per un neonato. Lo dice l'Unicef. Un alimento perfetto, incomparabile rispetto a qualsiasi prodotto artificiale. I bambini allattati al seno contraggono meno malattie e sono meglio nutriti.

L'Unicef e l'OMS, *Organizzazione Mondiale della Sanità*, stimano che se tutti i bambini nei primi sei mesi fossero allattati esclusivamente al seno, ogni anno si eviterebbe la morte di circa 1,5 milioni di vittime per malattia e malnutrizione.

L'ideale, secondo l'Unicef, ma anche per molti pediatri, è che l'allattamento sia esclusivo durante i primi 6 mesi di vita, e si protragga per i primi 2 anni ma anche oltre, in base ai desideri e alle esigenze della mamma e del bambino.

I vantaggi dell'allattamento e delle sue implicazioni fisiche e psicologiche sono innumerevoli. Il latte è l'alimento di cui si nutrono tutti i mammiferi fin dalle prime fasi della loro vita. L'unico in grado di raddoppiare il peso di un cucciolo in tempi molto rapidi. Il latte materno è in grado di fornire tutto: dagli acidi grassi polinsaturi alla proteine, al ferro. Contiene inoltre una serie di sostanze bioattive e immunologiche che, non presenti nei sostituti artificiali, sono fondamentali per la protezione da infezioni batteriche e virali. Oltreché per favorire lo sviluppo dell'apparato intestinale. Il latte della mamma è sempre utilizzabile, igienicamente adeguato e alla giusta temperatura, ideale per soddisfare sia le esigenze fisiologiche che quelle di gratificazione. È un alimento *su misura*, nel senso che per adattarsi ai bisogni delle varie fasi di crescita cambia composizione e modifica la propria formula. Nei primissimi giorni dopo il parto, in attesa della montata lattea, il bambino succhia il colostro, un liquido denso di colore leggermente giallo, che rispetto al latte normale è più ricco di proteine e meno carico di zuccheri e grassi. Le proteine del colostro forniscono al neonato dei particolari anticorpi che giovano in modo specifico all'intestino. Ecco perché i bambini allattati al seno risultano maggiormente protetti nei confronti di infezioni del sistema intestinale e malattie respiratorie, ma anche di allergie, obesità, diabete, disturbi cardiovascolari e da alcune forme di tumore.

Anche per la madre che allatta da subito il figlio al seno ci saranno benefici nel processo di involuzione dell'utero e nella ripresa dal periodo post-partum. Si avrà infatti un recupero più veloce del proprio peso forma e minori rischi di tumore alla mammella e alle ovaie.

L'allattamento favorisce l'instaurarsi di un legame affettivo profondo tra la madre e il neonato. Quasi fosse un prolungamento naturale della gravidanza, durante la quale la madre ha nutrito e protetto il figlio con un coinvolgimento completo.

L'allattamento è raccomandato in modo esclusivo fino al sesto mese di vita, dai 6 mesi in avanti si comincia a integrare. Tra i 4 e i 6 mesi, se il bambino non cresce o ha fame, si possono cominciare a introdurre alimenti complementari.

IL LATTE VACCINO

Alimento spesso eccessivamente consumato in una dieta latto-ovo-vegetariana, il latte può provocare molti inconvenienti. Ciò a causa della sua composizione, completamente diversa da quella del latte materno.

Un primo esempio sono le *neurodermiti*, eczemi della pelle del neonato. La malattia compare durante il passaggio dal latte materno al latte vaccino. Anche prima se è la madre a consumarne. Sostituendo, al latte di mucca, latte di mandorla o polpa di frutta questa malattia scompare subito. Le proteine del latte vaccino sono, data la loro quantità, una bomba proteica per un essere umano. Dovendo far crescere un vitello in pochissimo tempo, infatti, agiscono allo stesso modo anche nell'uomo, quasi come un farmaco anabolizzante. Ne consegue un superlavoro per reni e fegato, possibili danni al sistema neuroendocrino, all'ipofisi, alla tiroide e al surrene.

Un eccesso di proteine inibisce l'assorbimento di ferro e il latte ne ha un bassissimo contenuto. Per riuscire a raggiungere la dose di ferro raccomandata, un bambino dovrebbe bere 7,5 litri di latte. Questo alimento causa inoltre perdite di sangue dal tratto intestinale, che contribuiscono a ridurre i depositi di ferro dell'organismo. Contiene anche molto calcio: 120 milligrammi su 100 grammi di prodotto, nel latte umano ce ne sono appena 38. Tale eccesso, unito a quello di proteine, impedisce l'assorbimento di queste sostanze. Come comprovano i sintomi di rachitismo presenti nei bambini nutriti con latte di mucca.

Altri problemi collegati al consumo di latte vaccino:

✓ **Diabete mellito** Su 142 bambini diabetici presi in esame, il 100% presentava nel sangue livelli elevati di un anticorpo contro una proteina del latte vaccino. Si ritiene che questi anticorpi siano gli stessi che distruggono le cellule pancreatiche produttrici di insulina.

✓ **Allergie** Il latte è una delle prime cause delle allergie alimentari. Durante la sua digestione, vengono rilasciati oltre 100 antigeni, sostanze che innescano allergie. I sintomi sono spesso subdoli e non vengono attribuiti direttamente al consumo di latte. Tuttavia molte persone affette da asma, rinite allergica, artrite reumatoide, migliorano smettendo di assumere latticini.

✓ **Contaminanti** Il latte viene frequentemente contaminato con antibiotici, ormoni della crescita, erbicidi e pesticidi veicolati dal foraggio. I trattamenti di sterilizzazione permettono comunque la sopravvivenza dei germi. La Direttiva Europea 92/46/CE stabilisce infatti un limite non superiore ai 100 mila germi per millilitro. Questo significa che fino a 100 mila si è a norma di legge! Tale Direttiva ammette anche un contenuto non superiore a 400 mila *cellule somatiche* per millilitro, termine scientifico con cui si definisce il *pus*.

✓ **Coliche** Le proteine del latte causano coliche addominali, problema che affligge un lattante su cinque. Infatti le proteine del latte vaccino assunte dalla madre passano direttamente al latte materno.
Nel 30% dei lattanti al seno affetti da coliche, i sintomi sono scomparsi dopo che la madre ha smesso di assumere latte e latticini.

L'OSTEOPOROSI COMINCIA A SEI MESI

Una delle peggiori abitudini alimentari legate allo svezzamento è quella di aggiungere del parmigiano (o grana) nella pappa. Alimento concentrato, eccessivamente grasso ed eccessivamente proteico, nonché causa di gravi conseguenze. Come sostiene Luciano Proietti, pioniere dei pediatri vegetariani in Italia, l'osteoporosi comincia in quel momento. E anche l'obesità. Solo pochi anni fa, in un congresso della SIP, *Società Italiana di Pediatria*, i medici, non solo quelli vegetariani, hanno lanciato il grido d'allarme, chiedendo di limitare le proteine animali almeno nei primi anni di vita. «Stop al formaggio nelle pappe!», è stato il coro unanime. I pediatri hanno puntato l'indice anche e soprattutto sul fatto che l'80% dei bimbi italiani consuma latte vaccino già a sei mesi. Tra i tipi di latte da escludere, secondo i medici, ci sono anche quelli artificiali ad accresciuto contenuto proteico, che sono causa dell'eccesso di peso e di massa corporea, rispetto ai bimbi allattati al seno o nutriti con formule a più basso contenuto proteico.

I LATTI VEGETALI

Chi intende seguire un'alimentazione priva di prodotti animali ha oggi a disposizione ottime alternative vegetali. Il meglio è rappresentato dai latti vegetali biologici e privi di ogm. In commercio, poi, ci sono anche quelli corretti e completati con nutrienti ad hoc, fino a ottenere una composizione simile al latte materno. Questi i principali:

✓ **Latte di soia** Si ottiene dalla spremitura e dalla bollitura dei semi della soia gialla. È un alimento con numerose caratteristiche positive, molto utile per chi presenta intolleranza al latte vaccino fin dallo svezzamento. Ricco di proteine e di minerali quali ferro e fosforo. Privo di lattosio, caseina, grassi animali e colesterolo. Non scatena le allergie spesso causate dalla digestione del latte di mucca. Oltre che nel regime dietetico dei neonati, va benissimo nella prima colazione insieme a orzo, fette biscottate, miele, fiocchi o muesli.

✓ **Latte di riso** Una fresca bevanda completamente vegetale, dal sapore delicato e piacevole. Per la sua costituzione chimica, il riso è di facile digestione. Ha infatti uno scarso contenuto di sostanze grasse, livelli proteici equilibrati, un buon contenuto glucidico, è ricco di minerali e vitamine, e privo di glutine. Ottimo nell'alimentazione del bambino fin dallo svezzamento. Adatto per tutte le età, anche per chi soffre di intolleranza al latte vaccino. È anche indicato per la preparazione di una ricca colazione con cereali, creme, mousse e frappè.

✓ **Latte di avena** Proviene da uno dei cereali più nutrienti. È dotato di incredibili proprietà energetiche. Proteine, calcio, fosforo, ferro, vitamine del gruppo B e ormoni naturali che favoriscono la crescita. Ha proprietà ipoglicemizzanti, lassative, diuretiche e rilassanti. Contiene glutine. Si può bere al naturale o con l'aggiunta di cereali per una prima colazione sana e digeribile. Per le sue caratteristiche può essere impiegato anche in cucina nella preparazione di dessert, creme e budini.

✓Latte di mandorle Ha un considerevole valore energetico e nutrizionale:

- 51,5% di grassi di cui l'11% è vitamina F
- 19% di proteine
- 11% di zuccheri

È ricco di calcio. Ha le stesse applicazioni degli altri tipi di latte vegetale e può essere mescolato a meraviglia con quello di riso. È un rinfrescante eccellente. Può sostituire il latte animale nei casi di intolleranza.

LE UOVA

L'uovo di gallina, che viene comunemente considerato un alimento, è in realtà una cellula germinale femminile atta come in tutte le altre specie alla riproduzione. Con la differenza che negli uccelli, dunque anche nelle galline, viene deposta all'esterno del corpo, che sia fecondata o meno.

Il contenuto proteico dell'uovo è di circa il 13%. I grassi si trovano solo nel tuorlo, nella misura del 32% del suo peso. Il tuorlo è inoltre molto ricco di colesterolo.

L'albume delle uova crude è ricco di una glicoproteina, l'avidina, che ha la proprietà di combinarsi con la vitamina H, impedendone la metabolizzazione da parte dell'organismo. Sembra quindi che l'ingestione di grosse quantità di uova crude possa portare a uno stato di carenza di vitamina H, che nell'uomo si manifesta con una tipica malattia della pelle, caratterizzata da desquamazione, specie alle mani e ai piedi, da un aspetto grigiastro, secco e rugoso della pelle e da stanchezza. Nei bambini molto piccoli, la carenza di vitamina H provoca dermatite seborroica ed eritrodermia desquamativa. La prima si manifesta con la comparsa sul cuoio capelluto di squame grassose giallastre, che possono provocare una provvisoria caduta dei capelli. L'eritrodermia desquamativa causa squame seborroiche color rosa salmone che ricoprono tutto il corpo.

L'uovo è un alimento iperproteico e iperlipidico, con tutte le conseguenze negative che la presenza di questi nutrienti in eccesso porta alla salute dei consumatori, come i problemi cardiaci. Le diete che mantengono sano il cuore sono povere di grassi saturi e di colesterolo.

Le uova possono essere contaminate dalle salmonelle e dalle tossine elaborate dagli stafilococchi. Le salmonelle sono dei microorganismi in grado di superare la barriera intestinale umana e di entrare in circolo, instaurando un quadro clinico simile a quello del tifo.

L'albume delle uova è poco digeribile. Una parte di quello ingerito, dal 30 al 50%, attraversa il canale digerente, ma non viene assorbito. Può produrre diarrea e anche vomito.

Il tuorlo dell'uovo fornisce la stessa quantità di colesterolo di 300 grammi di carne, pur pesando, in media, solo 17,5 gr. Non è necessario introdurre il colesterolo con la dieta, poiché il nostro organismo è in grado di sintetizzarne le quantità necessarie. La digestione gastrica di un uovo crudo dura ben due ore e un quarto, di un uovo strapazzato due ore e mezza, di un uovo sodo, due ore e cinquanta, di un uovo fritto, tre ore. Le proteine dell'uovo sottoposto a cottura divengono indigeribili. Gli antibiotici utilizzati per curare i polli d'allevamento si ritrovano nelle uova.

L'*Oxford Vegetarian Study* è uno studio a lungo termine svolto su scala nazionale che mette a confronto lo stato di salute di 6000 persone che non mangiano carne. Soprattutto vegetariani ma anche consumatori di pesce, con 5000 che assumono carne. Secondo tale studio anche il consumo di uova risulta associato alla mortalità per cardiopatia ischemica, causa più comune di morte in Gran Bretagna e in molti altri Paesi sviluppati.

CIBI ACIDI, CIBI ALCALINI

Il pH, Potenziale Idrogeno, è l'unità di misura del grado di acidità/alcalinità di una sostanza. In una scala che va da 0 a 14, da 0 a 7 la sostanza è acida, da 7 a 14 è alcalina, o basica. Il valore 7 rappresenta la neutralità.

Il sangue umano ha un pH leggermente alcalino che varia da 7,35 a 7,45. Il corpo umano è progettato per funzionare al meglio quando è leggermente alcalino. Tale dovrebbe essere mantenuto a tutti i costi.

Appena sopra un pH di 7,45 o poco sotto uno di 7,35, si manifestano sintomi clinici. Sopra 7,80 e sotto 7,10, si arriva al coma e alla morte.

L'iperacidosi comporta infiammazione dei tessuti e delle cellule. Le conseguenze sono molto pesanti: invecchiamento precoce, degenerazione cellulare, sviluppo di cellule cancerose. Pare che queste vivano meglio in ambiente acido piuttosto che alcalino. Un organismo indebolito si difende con più difficoltà dalle aggressioni esterne e dalle degenerazioni interne quando è in uno stato di acidosi, disturbo normalmente sottovalutato, malgrado la gravità dei disturbi che può procurare.

L'acidosi è una stato pericoloso del nostro organismo: crea stanchezza, stati infiammatori nei tessuti, sofferenza della mielina del sistema nervoso, aumento dei radicali liberi.

Siamo formati da circa 75 miliardi di cellule che lavorano in continuazione e che riversano i rifiuti metabolici prodotti nei fluidi che le circondano. Tali rifiuti sono acidi, e necessitano di un ambiente alcalino per essere eliminati, e non accumularsi avvelenando la cellula.

Per mantenere il sangue sempre nel suo stato alcalino, l'organismo in stato di acidificazione tenterà di alcalinizzarsi in ogni modo, ad esempio utilizzando gli elementi minerali, come il calcio, presenti sia nelle ossa che nei denti, e che hanno la capacità di neutralizzare gli acidi in eccesso. Le conseguenze possono risultare in un fenomeno di decalcificazione generale.

Non sempre è possibile misurare il pH per capire quale sia il nostro stato di salute. Paradossalmente, anche se misurassimo il pH della saliva o delle urine con una cartina al tornasole e lo trovassimo alcalino, questo potrebbe significare che una grande quantità di minerali è stata utilizzata dall'organismo per tamponare l'eccesso di acidità. Ma non ci aiuterebbe a capire che l'organismo sta disperatamente correndo ai ripari per salvare il salvabile.

Per valutare le nostre condizioni di salute ha più senso osservare il nostro stile di vita e i sintomi di malessere che possono comparire. Scegliendo i cibi giusti, saremo in grado di non rischiare di compromettere il nostro benessere. Una dieta a base di alimenti alcalinizzanti può invertire il processo degenerativo e far scomparire di molti sintomi. E indicarci la giusta via sulla quale proseguire per riportare il nostro organismo all'equilibrio.

Non necessariamente i cibi che hanno un gusto acido sono anche acidificanti. Molti al test del pH risultano invece alcalinizzanti. La frutta ad esempio contiene acidi deboli (citrico, malico, tartarico), che nella digestione vengono ossidati e trasformati in composti alcalinizzanti.

Ecco un elenco:

ALIMENTI ALCALINIZZANTI

✓ Frutta fresca ben matura
✓ Mandorle
✓ Sesamo

✓ Frutta secca dolce (uva)
✓ Ortaggi e verdure (tutte)
✓ Legumi freschi e secchi

ALIMENTI NEUTRI

✓ Olii vegetali non idrogenati
✓ Miele grezzo
✓ Zucchero di canna scuro

ALIMENTI ACIDIFICANTI

✓ Carni di ogni animale (pesci compresi)
✓ Grassi animali
✓ Olii idrogenati
✓ Uova
✓ Formaggi
✓ Cereali di ogni tipo (specialmente se raffinati)
✓ Zucchero bianco
✓ Alimenti conservati con additivi chimici (trattati, decolorati, raffinati)
✓ Pasticceria
✓ Bibite gassate
✓ Caffè
✓ Dolcificanti artificiali
✓ Alcol

In generale, gli alimenti industriali, elaborati e raffinati e le proteine animali rendono l'organismo più acido.

Un bicchiere di Coca-Cola, che ha un pH di 2,8 grazie all'acido fosforico che contiene, richiede ben 32 bicchieri di acqua pura a pH 7,0 per essere neutralizzato.

Un aiuto importante per combattere l'acidosi ci viene dall'acqua. In generale bere acqua aiuta a diluire ed espellere le tossine. Meglio sarebbe bere acque leggermente alcaline. Non serve bere necessariamente acqua in bottiglia, se l'acqua pubblica è alcalina, possiamo munirci di una caraffa filtrante e bere quella del rubinetto.

COMINCIAMO

Crescere il proprio figlio da vegano è una scelta forte. Che nella società odierna può comportare ancora delle difficoltà, dettate soprattutto dallo scetticismo e dagli innumerevoli luoghi comuni sulla possibile carenza di importanti elementi nutrizionali.

I vegani, al contrario, sono persone coscienti e razionali, coerenti con le loro idee, che cercano di educare i figli nel migliore dei modi.

Potrebbe essere rassicurante farsi accompagnare e consigliare da un pediatra con cui condividere questa scelta. Compito essenziale dello specialista sarà fornire ai neo-genitori il supporto necessario ad allevare il proprio figlio in piena salute fisica e mentale. Già durante la gravidanza, il medico potrà aiutare la mamma a capire quali alimenti assumere e in che quantità, per far sì che il bambino abbia tutte le sostanze nutrizionali di cui necessita. Dopo il parto potrà indicare una dieta corretta per il neonato, garantendogli un adeguato apporto calorico e nutrizionale. Più difficile, invece, potrebbe essere il rapporto con un medico-pediatra che, non condividendo le scelte vegetariane, ostacoli, anche involontariamente, questo percorso.

Tra il pediatra e la famiglia deve instaurarsi un rapporto *speciale*. I genitori devono poter contare sul proprio medico per fugare anche il più piccolo dubbio. Così il bambino crescerà sano, vispo e felice, rispettando i normali parametri di crescita.

Il supporto del pediatra non è comunque fondamentale. Io ne ho fatto a meno!

SFATIAMO I LUOGHI COMUNI

Il veganismo può essere una scelta filosofica, morale e religiosa, ma, in tutti i casi, è uno stile di vita salutare. Non è una moda d'ispirazione orientale, ma una condizione di vita che trova le sue radici proprio nei nostri antenati.

Anche il *Committee on Nutrition* dell'American Academy of Pediatrics conferma che «una dieta centrata sui vegetali e supplementata con latte e uova è nutrizionalmente simile a diete contenenti carne e ha intrinseci benefici con minore frequenza di obesità e livelli sinergici di colesterolo più bassi».

Alcuni studi presentati nel terzo congresso sulla Nutrizione Vegetariana, condotti nella parte fiamminga del Belgio su bambini, adolescenti e giovani-adulti vegetariani, hanno dimostrato che una dieta latto-ovo-vegetariana sostiene adeguatamente la crescita fisica e lo sviluppo del bambino. I dati, messi a confronto con i valori di riferimento, hanno evidenziato che i ragazzi vegetariani sono più magri dei loro coetanei. Ottengono risultati meno soddisfacenti nei test di forza, ma risultano superiori nei test a elevata resistenza cardiorespiratoria.

L'ALIMENTAZIONE DEL BAMBINO

È indispensabile per bambini e neonati assumere carne, uova e latte?

Gli anni che vanno dalla nascita all'adolescenza sono quelli in cui le abitudini alimentari vengono consolidate e la velocità di accrescimento è elevata. In particolare i primi tre anni di vita, secondo Proietti, sono fondamentali per un'alimentazione di tipo vegetariano perché:

✓ È il periodo in cui l'uomo dovrebbe essere naturalmente vegetariano
✓ Il bambino è totalmente dipendente dalle impostazioni della famiglia e quindi non può trasgredire
✓ In questa fase si commettono gravi errori nutrizionali in eccesso e in difetto, le cui conseguenze possono persistere tutta la vita

Se correttamente bilanciate, alimentazione vegetariana e vegana sono perfettamente in grado di coprire i bisogni nutrizionali dopo lo svezzamento. Anche durante l'allattamento, il latte delle madri vegan è considerato un alimento completo dal punto di vista nutrizionale. Una carenza della mamma si ripercuote nella composizione del latte, determinando una diminuzione del valore nutrizionale per il lattante. È quindi necessario assicurare al proprio organismo quantità adeguate di:

✓ Vitamina D, soprattutto attraverso l'esposizione al sole
✓ Vitamina B12, con cibi fortificati
✓ Acidi grassi essenziali, attraverso gli omega-3, in modo particolare l'olio di lino

Le dichiarazioni rilasciate dall'ADA, *American Dietetic Association*, secondo le quali le diete vegetariane forniscono tutti i princìpi nutritivi necessari alla crescita e allo sviluppo del bambino, sono confermate da diversi studi epidemiologici condotti su bambini vegetariani e vegani.

L'apporto proteico, infatti, è perfettamente adeguato: le proteine vegetali contenute, specie nei legumi, hanno tutti gli aminoacidi necessari. E, quando alla dieta si includono latticini e/o uova, si ottengono le stesse proteine della carne e del pesce.

L'apporto di ferro e zinco è equo, soprattutto se vengono inclusi nella dieta legumi in abbinamento a fonti di vitamina C, frutta secca e semi.

Per un soddisfacente apporto di calcio è necessario assumere abbondanti quantità di vegetali, quali mandorle e fichi secchi, semi di sesamo e di lino, cavolo verde, broccoli, spinaci, legumi, arance, che ne sono ricchi. Oppure latte di soia addizionato.

Essenziale è, poi, l'esposizione al sole del bambino per almeno 20-30 minuti 2 o 3 volte la settimana per garantire una sufficiente produzione di vitamina D, prestando comunque attenzione a non esporlo nelle ore più calde e sempre con protezioni solari adatte.

Nel caso l'esposizione al sole dovesse essere limitata a causa delle condizioni atmosferiche, ai neonati allattati al seno devono essere somministrati supplementi di vitamina D. La carenza di questa vitamina è causa di rachitismo, le ossa restano deboli perché inadeguatamente mineralizzate.

L'apporto di vitamina B12 nelle diete vegetariane, in quelle vegane, ma anche nelle onnivore sbilanciate non è quasi mai adeguato. Va quindi valutata l'opportunità di integrare tale vitamina secondo necessità.

Si consiglia di evitare nell'alimentazione di bambini e neonati cibi ad alto contenuto di fibre a causa della brevità del loro percorso intestinale. Meglio usare cereali raffinati.

CARNIVORI DA QUANDO?

Fin dall'inizio del suo lungo percorso evolutivo, l'uomo pare proprio praticasse un'alimentazione vegetariana.

Gli Australopitecini in genere possedevano un evidente adattamento a nutrirsi di cibi duri, semi e foglie. Ciò è dimostrato dalla forma della testa con la dentatura sotto anziché davanti al cranio, dagli incisivi piccoli e dalla riduzione dei canini. Possedevano inoltre cuspidi basse e arrotondate, l'intestino lungo e la forma della mano con il pollice opponibile.

L'inserimento della carne nella dieta arrivò più tardi, quando, probabilmente a causa di una serie di accadimenti geologici e meteorologici, venne a modificarsi l'habitat originario.

Per l'uomo fu particolarmente importante l'ultima glaciazione, denominata WÜRM, per la precisione WÜRM III, dell'era quaternaria. Tale immane glaciazione comportò l'avanzata dei ghiacciai su gran parte delle regioni euroasiatiche, con conseguente distruzione delle foreste e con effetti che si protrassero sino a 10.000 anni fa circa. Sembra che questo nostro progenitore all'inizio non cacciasse. Utilizzava carcasse di animali predati da carnivori come la tigre dai denti a sciabola, cibandosi delle parti rimaste, come il midollo delle ossa.

La carne ebbe per l'uomo un impatto devastante. Reay Tannahill nella sua *Storia del cibo* ci racconta addirittura che: «Durante il periodo dei Neanderthaliani meno della metà della popolazione sopravviveva oltre i 20 anni e 9 su 10 degli adulti restanti morivano prima dei 40».

Il consumo abbondante di carne è comunque un'adozione recente della nostra civiltà. Possiamo far risalire questa abitudine all'incirca agli anni '50. Prima la *carne quotidiana* era un privilegio di pochi.

Da allora l'assunzione di carne da parte dell'uomo è cominciata a sembrare una cosa naturale. I mass media lanciano messaggi secondo i quali è indispensabile. Soprattutto nei bambini, e fin dai primi mesi di vita. Questo tipo di bombardamento mediatico ci ha convinti convinti che il nostro modo di alimentarci, fosse quello più corretto.

Sempre negli anni '50 sia in Europa che negli Stati Uniti si stabilì che allattare al seno non fosse necessario. Venne introdotto sul mercato il latte in polvere. Il problema dell'allattamento al seno trova, in realtà, radici più remote. Risale a quando, verso la metà del XIX secolo, la rivoluzione industriale trasferì le famiglie dalle campagne alle città. Le donne cominciarono a lavorare nelle fabbriche. Ma non potevano permettersi di rimanere a casa dopo il parto e, tornando a lavoro, rinunciavano all'allattamento del bambino. Era un problema sociale non indifferente, tanto che si cercò una soluzione: al latte materno poteva essere sostituito il latte di un qualsiasi altro mammifero. Così comparve il latte vaccino!

Inutile dire con quali conseguenze. Moltissime le morti neonatali per l'eccessivo apporto proteico. Fino alla scoperta del latte in polvere.

L'introduzione del latte vaccino e in polvere, per l'allattamento e lo svezzamento, è un esempio del fatto che molto di ciò che riteniamo un processo naturale è invece un'esigenza della società contemporanea.

Quello che ci sembra *normalità*, in realtà non lo è. I princìpi dell'alimentazione naturale fisiologica ci dicono che naturale è essere vegetariani.

IL NUTRIMENTO DELLA MADRE DURANTE LA GRAVIDANZA

Un bimbo inizia a nutrirsi molto prima della nascita. Durante la gravidanza, l'organismo richiede un supplemento di calorie, proteine, vitamine e minerali per sostenere la crescita del feto e gli adattamenti dell'organismo della madre. Sebbene le quantità raccomandate di vitamine e minerali siano maggiori in gravidanza, l'aumento del fabbisogno energetico è relativamente ridotto. Per questa ragione, alcune regole e attenzioni devono essere comuni a tutte le gestanti al fine di assicurare loro un adeguato apporto nutrizionale.

Se si è in gravidanza da poco o si sta considerando l'idea di rimanere incinte, è necessario fermarsi un minuto e porsi alcune domande riguardo alla dieta e allo stile di vita da seguire in questo particolare momento.

Bisogna considerare, anzitutto, il peso prima della gravidanza e l'altezza. Calcolando l'indice di massa corporea, aiutate in questo dal medico, si potrà capire di quanto è possibile aumentare.

L'andamento relativo all'aumento di peso può variare da donna a donna. Si tende, tuttavia, ad aumentare leggermente nelle prime dodici settimane. In seguito si calcola di media un aumento di circa 500 grammi a settimana. Per mantenere l'aumento di peso raccomandato, le donne in gravidanza necessitano di 300 calorie in più al giorno a partire dal secondo trimestre. Le calorie in più servono a sostenere le modificazioni del corpo della madre e la crescita del bambino. Il fabbisogno soggettivo può variare a seconda del peso corporeo e dell'incremento ponderale (crescita) stabilito.

Individuato lo schema abituale di alimentazione, si potrà capire come adattarlo durante la gravidanza, in modo da essere certe di assumere una giusta quantità di cibo.

Aggiungere spuntini nutrienti alla propria routine quotidiana è un modo per assumere calorie in più.

Bisogna chiedersi quanto giusta sia la propria dieta. Se in grado di compensare le richieste nutrizionali di una gravidanza. In questo periodo, infatti, si raccomanda un'assunzione supplementare di **proteine** di 10 o 14 grammi. Alimenti ricchi di proteine sono:

✓ Latte di soia
✓ Tofu
✓ Tempeh
✓ Fagioli cotti

Il fabbisogno di **vitamina B12**, utilizzata per la sintesi dei tessuti, aumenta durante la gravidanza. La si può assumere mediante:

✓ Tofu vitaminizzato
✓ Cereali pronti fortificati
✓ Lieviti alimentari

Se la propria dieta non include questi alimenti, utilizzare un integratore.

Il **ferro** aumenta il volume del sangue materno e forma quello del bambino. L'anemia può essere un problema in qualsiasi gravidanza, indipendentemente dalla dieta. Si ha quindi necessità di mangiare cibi ricchi di ferro:

✓ Verdure a foglie verdi (radicchio verde, rucola, spinaci, basilico, menta, prezzemolo, tarassaco, foglie di rapa, indivia, bieta, etc.)
✓ Fagioli e legumi secchi
✓ Frutta secca

Ricordiamo che mangiando alimenti ricchi di ferro insieme agli agrumi si può aumentare l'assorbimento di questo minerale. Nel caso l'alimentazione non fornisca una quantità sufficiente di ferro, è opportuno fare ricorso a integratori. Seguire in questo i consigli del medico.

L'assorbimento del **calcio** aumenta durante la gravidanza e potrebbe compensare l'accresciuto fabbisogno. Calcio e vitamina D lavorano in sintonia per garantire la salute e lo sviluppo di denti e ossa. Le donne in gravidanza dovrebbero consumare quattro o più porzioni di cibi arricchiti di calcio al giorno:

✓ Vegetali a foglia (salvia, rosmarino, tarassaco, rucola, basilico, prezzemolo, menta, foglie di rapa, cicoria, agretti, bieta, radicchio verde, indivia, spinaci, lattuga a cappuccio e gli altri)
✓ Tofu fortificato con calcio
✓ Latte di soia e succo d'arancia

Lo **zinco** è necessario per la crescita e lo sviluppo dei tessuti. Il suo fabbisogno aumenta durante la gravidanza. Buone fonti di zinco sono:

✓ Piselli
✓ Fagioli
✓ Riso integrale
✓ Spinaci
✓ Noccioline
✓ Tofu
✓ Tempeh

L'acido folico, **vitamina B9**, inizia ad essere importante prima di venire a conoscenza di una gravidanza. Tutte le donne in età fertile dovrebbero assumerne 400 microgrammi al giorno. Il fabbisogno aumenta fino a 800 microgrammi durante la gravidanza. Alimenti ricchi di acido folico sono:

✓ Verdure a foglie verde scuro

✓ Cereali integrali
✓ Succo d'arancia

Si ricorda, inoltre, di evitare, per quanto possibile, il fumo, l'alcol e anche le bevande contenenti caffeina, quali caffè, tè e Coca-Cola.

È importante seguire una dieta variata che contenga cibi ricchi di tutti i nutrienti necessari.

Riportiamo qui di seguito due diversi piani dietetici per le donne vegane in gravidanza.

PROGRAMMA 1
Da seguire quotidianamente

✓ **Noci, semi e legumi, 2 porzioni.**
Una porzione è uguale a 2 cucchiai da tavola di noci o semi e a mezza tazza di legumi cotti.

✓ **Latte vegetale o sostituti della carne, 3 porzioni.**
Una porzione è uguale a una tazza.

✓ **Verdura, 4 porzioni.**
Una porzione è uguale a una tazza di verdura cruda o mezza di verdura cotta.

Suggeriamo di preferire verdura ad alto contenuto di calcio come quella a foglie verdi o i broccoli.

✓ **Frutta: 5 porzioni.**
Una porzione è uguale a 1 frutto o a mezza tazza di frutta sciroppata.

✓ **Cereali o pane: 6 porzioni.**
1 porzione è uguale a una fetta di pane o mezza tazza di cereali.

PROGRAMMA 2
Da seguire quotidianamente

✓ Legumi, 4 porzioni.
✓ Latte vegetale o sostitutivi della carne, 4 porzioni.
✓ Frutta e verdura, 8 porzioni.
✓ Cereali o pane, 6 porzioni.

La miglior dieta da seguire nel periodo dell'allattamento al seno è la stessa che si è deciso di seguire in gravidanza. Con la precauzione di assumere una quantità maggiore di calorie, proteine e vitamina B12, e una quantità minore di ferro. Durante la fase dell'allattamento, infatti, bisognerebbe perdere circa 250-500 grammi la settimana. Un regime più rigido è sconsigliato. Come in gravidanza, piccoli pasti frequenti sono il modo migliore per avere la certezza di introdurre abbastanza calorie. A causa della quantità maggiore di liquidi richiesta dall'organismo, consigliamo, inoltre, di bere molte bevande nutrienti:

✓ Succhi di frutta
✓ Latte di soia
✓ Zuppe
✓ Frullati

Rispetto al periodo di gravidanza si consiglia di assumere quotidianamente solo 5 grammi in più di proteine. E di continuare a mangiare cibi di buona qualità: attraverso questi si forniranno tutti i nutrienti anche al bambino.
Bisognerà, infine, continuare a vigilare sull'assunzione di una quantità sufficiente di vitamina **B12** e **D**, per averne a sufficenza nel latte.

L'ALIMENTAZIONE NEONATALE

Ribadiamo che nel primo anno di vita del bambino l'unico cibo importante ed essenziale è il latte materno.

Quest'ultimo, infatti, comporta numerosi benefici, quali il potenziamento delle funzionalità del sistema immunitario, la protezione contro le infezioni e la riduzione del rischio di allergie. L'*American Academy of Pediatrics* raccomanda addirittura che ai bambini al di sotto dell'anno di vita non venga somministrato latte vaccino intero perché la carenza di ferro è più probabile quando la dieta è ricca di latticini. Latte e derivati, infatti, come abbiamo visto, sono molto poveri di ferro. Il latte vaccino, che passa attraverso il latte materno durante l'allattamento, può provocare coliche e, secondo studi recenti, anche stipsi. Non ultimo, è la causa di una produzione esagerata di catarro, che esplode ad ogni minimo raffreddamento.

Nel caso in cui il latte della mamma non contenga una quantità sufficiente di **vitamina B12**, si consiglia di somministrare al neonato, come supplemento, 0,4-0,5 microgrammi di vitamina.

Nel caso in cui, per svariate ragioni, non si abbia la possibilità di allattare al seno o si utilizzi il latte artificiale come supplemento, sono disponibili diverse formulazioni a base di soia, che consentono il normale sviluppo del bambino. Attualmente però, tutte le formulazioni a base di soia contengono **vitamina D** derivata dalla *lanolina*, cioè da lana di pecora. Alcune di loro contengono grassi animali: meglio, quindi, controllare l'etichetta prima dell'acquisto.

Il latte di soia, il latte di riso e altre formulazioni fatte in casa non dovrebbero essere impiegate per sostituire il latte materno o il latte artificiale durante il primo anno di vita del bambino. Questi alimenti non contengono, infatti, un adeguato rapporto percentuale di proteine, grassi e carboidrati. Né contengono a sufficienza vitamine e minerali per poter costituire una parte significativa della dieta da 0 a 1 anno.

All'alimentazione supplementare si può dare inizio a seconda del ritmo di crescita e della fase di sviluppo del bambino, solitamente verso la metà del primo anno.

Indicazioni di massima per capire quando si possa procedere all'introduzione di alimenti solidi nella dieta del bambino sono:

- ✓ La capacità di stare seduto autonomamente
- ✓ La scomparsa del riflesso di protrusione della lingua
- ✓ L'aumentato interesse per il cibo che stanno mangiando gli altri
- ✓ La capacità di prendere in mano e mettere in bocca altri cibi

Molte persone adottano, come primo cibo di inserimento, il riso fortificato con ferro per l'infanzia, scelta molto indicata poiché il riso induce raramente allergie.

I cereali possono essere mescolati con una formulazione a base di soia o con il latte materno per alleggerirne la consistenza. Nel contempo l'alimentazione a base di latte materno dovrebbe proseguire.

È consigliabile cominciare con un pasto al giorno a base di cereali, fino ad arrivare a due pasti. O iniziare da 1/3 di tazza per arrivare a 1/2.

L'avena e gli altri cereali si possono macinare con un frullatore e poi cucinare fino a renderli morbidi e cremosi. Sono da introdurre nella dieta uno per volta. Non contenendo però molto ferro, è indicato proseguire con un'integrazione del minerale, sempre sotto controllo medico. L'integrazione di ferro non è consigliata di default se la dieta è ricca di cereali integrali, legumi e frutta, rispettivamente ricchi di ferro e acidi organici che ne migliorano l'assorbimento.

I cereali con glutine, come l'orzo, meglio introdurli dopo l'anno di età e utilizzare fino ai 12 mesi solo quelli naturalmente senza glutine come:

✓ Riso
✓ Miglio
✓ Mais
✓ Sorgo
✓ Grano saraceno
✓ Quinoa
✓ Amaranto

L'importante è che nel bimbo piccolo questi alimenti siano tutti rigorosamente passati al passaverdura per eliminare le fibre che irritano la mucosa intestinale e causano perdite di sangue con anemia.

La frutta, il succo di frutta e le verdure possono essere introdotte nella dieta una volta che i cereali sono stati bene accettati. Frutta e verdura devono essere schiacciati o frullati bene. La banana, in modo particolare, è tra gli alimenti preferiti dalla maggior parte dei bambini. Ottime le composte di mele o pere. Sconsigliati, almeno fino al primo anno di età, gli agrumi o le pesche, comunemente allergenici.

Mai frullare gli alimenti fino all'anno di età. Il frullatore ingloba aria che dà coliche intestinali, e spezzetta solo le fibre che invece dovrebbero essere eliminate totalmente con il passaverdura.

Ortaggi come patate, carote, piselli e fagioli devono essere cucinati bene e schiacciati.

I derivati del grano vanno introdotti solo dopo i 12 mesi per la presenza di glutine ma, non appena il bimbo riesce a masticare, si possono usare:

✓ Pastine e paste di mais
✓ Grano saraceno (soba)
✓ Riso

Gli alimenti ricchi di proteine, tra i quali anche tofu e yogurt di soia, possono essere introdotti a partire dai 7-8 mesi di età.

Per i vegani sarebbe appropriato continuare ad allattare al seno per un anno o più. I bambini vegani dovrebbero poi essere svezzati con latte di soia fortificato con calcio, vitamina B12 e vitamina D.

LO SVEZZAMENTO

Uno studio recente mostra che anche i bambini vegani possono avere ritmi di crescita che non differiscono da quelli dei bambini onnivori della stessa età.

Il miglior modo per garantire ai propri figli un ritmo di crescita ideale è assicurarsi che introducano una quantità sufficiente di calorie. Alcuni bambini vegani hanno difficoltà a farlo a causa del volume di cibo della loro dieta. A quell'età si ha uno stomaco di piccole dimensioni. I grassi contenuti nell'avocado, nelle noci e nel burro di mandorle offrono una fonte di calorie molto valida al bambino vegano. Stesso discorso per la frutta secca, solitamente molto gradita, salvo provvedere poi a una corretta pulizia dei denti per scongiurare le formazione di carie.

È difficile stabilire il momento in cui cominciare lo svezzamento. Può variare a seconda delle caratteristiche del bambino. Indicativamente tra i sei mesi e l'anno di età. Alcuni lattanti vorrebbero assaggiare tutto e mangiare dal piatto dei genitori, altri sono sazi solo con il latte della mamma. Per i più curiosi è comunque meglio attendere i sei mesi per evitare pericoli di allergie o intolleranze. L'intestino non è ancora pronto, le difese immunitarie sono inadeguate, gli enzimi insufficienti.

Come iniziare? Una regola da tener presente è scegliere un periodo in cui il bambino sta bene, fisicamente e psicologicamente, lontano da elementi che gli possano arrecare disturbo: un cambiamento di ambiente, vaccinazioni, ritorno al lavoro della madre. È importante che in questo momento anche lei sia tranquilla, pronta ad affrontare eventuali difficoltà.

Cosa fare? Si tenga anzitutto presente che l'intestino del bambino è adatto ad assumere per lo più latte. Tutti gli altri cibi dovranno essere adeguatamente elaborati per una corretta digestione. È inoltre estremamente importante che i prodotti usati derivino da coltivazione biologiche, siano cioè privi di sostanze chimiche aggiuntive.

La frutta dovrà essere:

✓ Ben matura
✓ Di stagione
✓ Di produzione locale
✓ Cotta

La verdura dovrà essere:

✓ Cotta
✓ Passata

I cereali dovranno essere precotti; la fibra, in questa prima fase della vita del bambino non solo non è necessaria, ma può creare problemi.

Ideale sarebbe introdurre un alimento nuovo alla volta, magari per qualche giorno, così da poter essere in grado di giudicare e verificare eventuali allergie alimentari.

Da 6 a 12 mesi, proseguendo con la somministrazione del latte materno a richiesta, si potrebbe cominciare con uno o due pasti a base di cereali. E con l'aggiunta di verdura o frutta, inizialmente passate poi solo schiacciate.

I cereali di riso fortificati con ferro possono essere un buon alimento iniziale. Dopo i dodici mesi si può iniziare a introdurne avena, orzo e mais. Tra gli ortaggi consigliamo:

✓ Patate
✓ Carote
✓ Piselli

✓ Barbabietole
✓ Fagiolini ben passati

La frutta viene solitamente introdotta dopo la verdura, per consentire al bambino di abituarsi al sapore dolce.

Gli alimenti proteici, come anticipato, vanno generalmente introdotti tra i 7 e gli 8 mesi.

La carne non è necessaria. La sua somministrazione comporterebbe, al contrario, un'eccessiva assunzione di nutrienti, in particolare proteine e grassi che facilitano l'insorgenza di allergie, malattie infiammatorie, obesità e sovraccarico renale.

L'introduzione di latte vaccino e formaggi è da sconsigliare per la presenza di una quota proteica elevata e altamente allergizzante. Oltre che per una quota troppo elevata di calcio che, associata alle proteine animali, ne riduce la fissazione al tessuto osseo e aumenta la calciuria. L'assunzione di latte e formaggi dovrebbe essere, pertanto, saltuaria, e comunque avvenire non prima dei dodici mesi di età.

CRESCENDO

Nell'età che va dai primi passi fino alla scolarità, spesso il bambino tende a mangiare meno di quanto la maggior parte dei genitori ritenga necessario. Ciò è spesso dovuto a due fattori: senso di indipendenza e rallentamento della crescita. È ancora più importante, quindi, in questo periodo, programmare periodicamente le visite dal pediatra, per controllare crescita, sviluppo e stato di salute. Dobbiamo essere sicuri che ciò che nostro figlio mangi sia in grado di fornirgli tutti i nutrienti. Il periodo di vita prescolare è una fase importante per la formazione di sani modelli alimentari che saranno in grado di fornirgli le basi per una dieta sana anche in età adulta.

Dobbiamo osservare che assuma la giusta quantità di proteine, calcio, zinco, vitamine e ferro. Il fabbisogno proteico del bambino in età prescolare può essere soddisfatto se assume un'ampia varietà di alimenti vegetali e ha un apporto calorico adeguato.

Buone fonti di calcio sono:

- ✓ Latte di soia
- ✓ Latte di riso fortificato
- ✓ Succo di arancia arricchito con calcio
- ✓ Tofu
- ✓ Melasse
- ✓ Alcuni tipi di legumi (ceci e lenticchie)
- ✓ Proteine vegetali ristrutturate (soia ristrutturata)

A causa delle piccole dimensioni dello stomaco e delle quantità di calcio necessarie, le verdure a foglia verde non costituiscono una fonte di calcio di prima scelta. Per contro i bambini più grandi possono assumere cavolo riccio, insalata verde e rape.

Le fonti di zinco comprendono invece legumi, pasta integrale, germi di grano, cereali arricchiti, tofu, burro di noccioline e miso.

Per l'assunzione di **vitamina B12** si consigliano alimenti arricchiti, inclusi latte di soia, lieviti nutrizionali e alcuni cereali per la prima colazione (corn flakes, riso soffiato, muesli).

L'anemia da carenza di ferro, invece, come già evidenziato è un problema comune a tutti i bambini indipendentemente dalla loro dieta. Buone fonti di ferro sono i cereali integrali o arricchiti e i prodotti derivati come legumi, verdure a foglia verde e frutta secca. Per alimentare con minori difficoltà i bambini in questa fase è meglio offrire loro una buona scelta di cibi. Lasciare che il bambino prenda decisioni, scegliendo cosa mangiare, lo porterà a instaurare un miglior rapporto con il cibo. Gli si devono offrire ripetutamente cibi variati, poiché spesso si modificano le loro preferenze alimentari.

L'ora del pasto deve essere un momento piacevole. Non è consigliato forzare il bambino a mangiare né usare il cibo come ricompensa. Bisogna cercare di non reagire rigidamente a un rifiuto. Rendere il cibo divertente e dare il buon esempio. Gli alimenti che risultano poco apprezzati possono essere mescolati a quelli che piacciono di più. Può essere utile coinvolgere il bambino nella preparazione del cibo. Persino quelli più piccoli possono strappare la lattuga e aiutare a mettere la verdura già tagliata nella pentola.

I bambini di questa età sono quelli a più elevato rischio di soffocamento, perché stanno imparando a masticare e a deglutire. Possono non avere una dentatura completa e non avere voglia di masticare il cibo accuratamente. Attenzione quindi, a noccioline, hot-dog vegetariani a meno che non siano tagliati in piccoli pezzi, ciliegie, pop-corn, pomodorini e uva.

Alcune idee simpatiche da preparare ai vostri bambini potrebbero essere:

✓ Pizza senza formaggio e guarnita con verdure
✓ Pasta con verdure miste
✓ Patate al forno
✓ Yogurt di soia
✓ Fusilli con formaggio di soia
✓ Frullati di frutta e latte fortificato con calcio
✓ Frittelle
✓ Purè di patate
✓ Hamburger vegetariani e hot-dogs di tofu

Anche se oggi sempre più bambini sono vegetariani o vegani dalla nascita, accade spesso che lo possano diventare in seguito. Ci sono molti modi per far sì che nostro figlio passi a una dieta vegetariana o vegana, senza vivere questo cambiamento in maniera traumatica e disarmonica. Alcune famiglie eliminano gradualmente gli alimenti di origine animale. Altre preferiscono cambiamenti più drastici. Ciò che è comunque importante, indipendentemente dall'approccio scelto, è tentare di spiegare bene al bambino che cosa sta succedendo e perché, in modo che possa comprendere.

Alcuni accorgimenti possono essere:

Utilizzare inizialmente quegli alimenti che sembrano familiari.

Introdurre gradualmente i nuovi alimenti e tenere sotto stretto controllo il peso corporeo del bambino.

Se si dovesse verificare una perdita di peso o il bambino sembrasse non crescere come previsto, è necessario aggiungere più calorie e ridurre il contenuto di fibre.

Poiché può capitare che, qualche volta, non vi sia il tempo sufficiente per preparare da mangiare, ecco qualche idea per spuntini veloci:

✓ Mele
✓ Arance
✓ Banane
✓ Uva

✓ Pesche
✓ Prugne
✓ Frutta secca
✓ Panini al burro di arachidi
✓ Pezzetti di sedano e carota
✓ Pop-corn
✓ Ciambelline salate
✓ Pizza al formaggio di soia
✓ Insalata
✓ Yogurt di soia
✓ Latte di soia
✓ Tortine di riso
✓ Panini
✓ Ghiaccioli di succo di frutta

L'ADOLESCENZA

Gli adolescenti vegani hanno gli stessi fabbisogni nutrizionali dei loro coetanei. L'età compresa fra i 13 e i 19 anni è un periodo di sviluppo e cambiamenti particolarmente rapidi e i fabbisogni nutrizionali sono elevati. L'adolescente dovrebbe assumere un'ampia varietà di alimenti, compresi:

- ✓ Frutta
- ✓ Verdura
- ✓ Cereali integrali
- ✓ Noci
- ✓ Semi
- ✓ Legumi

Anche per i ragazzi di quest'età sarà necessario fare attenzione a proteine, calcio, ferro e vitamina B12.

La quantità di proteine raccomandata è di circa 1 grammo per chilo di peso corporeo, per fare qualche esempio:

- ✓ Una tazza di faglioli secchi fornisce 14 grammi di proteine
- ✓ Una tazza di latte o yogurt di soia 8-10 grammi
- ✓ Una fetta di pane o una tazza di cereali circa 3 grammi

In questa fase il calcio è necessario per la crescita dello scheletro. Buone fonti possono essere:

- ✓ Il tofu ottenuto con solfato di calcio
- ✓ I vegetali a foglia verde
- ✓ Il latte di soia e il succo d'arancia fortificati

Cibi a elevato contenuto di ferro sono, invece:

- ✓ Broccoli
- ✓ Uva passa
- ✓ Anguria
- ✓ Spinaci
- ✓ Piselli
- ✓ Melassa
- ✓ Ceci
- ✓ Alcune varietà di fagioli (borlotti, dall'occhio, cannellini)

RIEPILOGO VELOCE

Sebbene le diete vegane siano adatte a tutte le età e soddisfino le esigenze nutrizionali di neonati, bambini e ragazzi, garantendo loro una crescita normale, è necessario fare molta attenzione.

Al di là delle motivazioni che possono spingere ognuno di noi a questa importante scelta di vita, essere in buona salute è fondamentale per sfatare gli innumerevoli luoghi comuni che ancora esistono sul vegetarismo in generale e sul veganismo in particolare.

A ciò deve aggiungersi l'ovvio senso di responsabilità che dovremmo sentire nei confronti dei nostri figli.

Alcune semplici linee guida

Recenti ricerche rivelano sia che le diete vegane superano addirittura le dosi raccomandate per molti nutrienti, sia che i bambini vegani hanno un introito più elevato di fibre e ridotto, rispetto ai bambini onnivori, di grassi totali, grassi saturi e colesterolo.

Ci sono anche studi che segnalano la possibilità di bassi introiti di calcio, ferro e zinco.

In generale nei bambini vegani anche il fabbisogno proteico è lievemente più elevato. Dovrebbero sempre essere introdotte buone fonti di **acidi grassi omega-3** e garantita una fonte affidabile di **B12**. Oltre che, nel caso di limitata esposizione ai raggi solari, un supplemento di **vitamina D**.

Vediamo quindi come

Le Proteine

Il fabbisogno proteico nella dieta dei bambini vegani è generalmente assolto quando la dieta fornisce un adeguato numero di calorie e dispone di una sufficiente variata scelta di vegetali. È dimostrato che l'assunzione di proteine da parte dei bambini vegani è simile o poco inferiore a quella dei bambini onnivori. Gli alimenti proteici vanno introdotti tra i 7 e gli 8 mesi. Fagioli secchi cotti e passati, tofu passato, yogurt di soia, sono buone fonti proteiche per iniziare.

La Vitamina B12

È indispensabile per la sintesi dell'emoglobina, importante per la divisione cellulare e la funzionalità del sistema nervoso. È l'unica vitamina generalmente carente in una dieta vegana. È contenuta quasi esclusivamente in alimenti di origine animale come carne, latticini e pesce. È presente solo in quantità insufficiente nelle alghe, nei lieviti alimentari e nei vegetali. Bisogna sopperire a questa carenza per via orale o parenterale. Il nostro organismo può comunque reimpiegare la vitamina B12 in modo molto efficace e la sua carenza rappresenta un'eventualità davvero rara. Esistono diverse affidabili fonti vegane di vitamina B12. Tra queste i cereali fortificati. Anche il latte di soia e diversi sostituti della carne possono essere fortificati con la B12.

La Vitamina D

È essenziale per mantenere livelli normali di calcio e fosforo nel sangue e aumenta l'assorbimento del calcio, assicurando una sana formazione di ossa e denti. La carenza di vitamina D è anche fattore di rischio per l'osteoporosi.

È particolarmente importante per le donne in gravidanza e i bambini piccoli. Il massimo fabbisogno di vitamina D si registra nel periodo dell'accrescimento. Può essere introdotta con il cibo, ma anche sintetizzata dal nostro organismo in presenza di luce solare. Quando il corpo viene esposto ai raggi ultravioletti del sole, una sostanza liposolu-

bile della pelle viene convertita in vitamina D e quindi trasferita nel circolo sanguigno. Per assumerne una quantità sufficiente può bastare un'esposizione al sole della faccia e delle mani per 20 minuti 3 volte la settimana. Frequenti brevi esposizioni sono meglio di rare esposizioni di lunga durata.
Non essendo ben rappresentata nei cibi di origine vegetale, in assenza di un'esposizione solare adeguata, i vegani devono introdurla nella dieta tramite alimenti vegetali fortificati. La vitamina D viene comunque accumulata nell'organismo e quindi quella prodotta durante i mesi estivi è generalmente sufficiente anche per il periodo invernale. La carenza di vitamina D è causa di rachitismo.

Il Calcio

È molto importante per lo sviluppo di ossa e denti. Buone fonti di calcio sono il latte di soia e di riso fortificato, il succo di arancia arricchito, tofu, melasse, alcuni tipi di fagioli e proteine vegetali ristrutturate. A causa delle piccole dimensioni dello stomaco e delle quantità di calcio necessarie, le verdure a foglia verde non costituiscono una fonte di calcio di prima scelta. Per contro i bambini più grandi possono assumere cavolo riccio, broccoli, insalata verde e rape.

Il Ferro e lo Zinco

L'assunzione media di ferro da parte di bambini vegani in età prescolare si colloca al di sopra della dose giornaliera raccomandata. Il ferro *non-eme*, contenuto nei vegetali, ha però un'assorbibilità più bassa. L'apporto di ferro e zinco risulterà adeguato, in particolare, se saranno inclusi nella dieta legumi in abbinamento a fonti di Vitamina C, frutta secca e semi. Le fonti vegetali di zinco includono i legumi, la pasta di grano integrale, il germe di grano, i cereali fortificati, le noci e il tofu.

Gli Acidi Grassi Essenziali

Le diete vegane sono generalmente carenti degli Acidi Grassi a lunga catena della famiglia degli omega-3. Sebbene non esistano osservazioni sui rischi associati a diete a basso consumo di questi elementi, sarebbe meglio che i bambini vegani includessero nella loro dieta delle fonti di acido linolenico (omega-3), quali i semi di lino macinati, l'olio di canola, le noci, i derivati della soia. Tra gli olii sicuramente da preferire l'olio di lino, da consumare crudo, e l'extravegine d'oliva.

PROGRAMMI PER IL BAMBINO VEGANO

Bambini da 4 a 7 mesi

Cominciare a somministrare cereali per l'infanzia fortificati con ferro, mescolati al latte materno o alle formulazioni a base di soia.

Bambini da 6 a 8 mesi

Proseguire con i cereali per l'infanzia e cominciare con altri tipi di pane e cereali. Cominciare a somministrare succhi dalla tazza e pappe di verdura e frutta.

Bambini da 7 a 10 mesi

Cereali per l'infanzia e altri tipi di pane e cereali. Succhi di frutta. Pezzi di frutta e verdura cotta o soffice. Introdurre gradualmente il tofu. Cominciare a somministrare pasticcio, purea di legumi, formaggio e yogurt di soia.

Bambini da 10 a 12 mesi

Cereali per l'infanzia fino a 18 mesi. In totale 4 porzioni.

Una porzione è uguale a 1/4 di fetta di pane o a 2-4 cucchiai di cereali.

Dieta con cibo a tavola, permettere fino a 4 porzioni al giorno di frutta e verdura. Più due porzioni al giorno da 14 grammi ciascuna di legumi.

Primi passi ed età scolare

✓ Cereali: 6 o più porzioni.
1 porzione è uguale a 1/2 o 1 fetta di pane; 1/2 tazza di cereali, granaglie o pasta, cotti; 1/2-1 tazza di cereali pronti per l'uso.

✓ Legumi, noci e semi: 2 o più porzioni.
Una porzione è costituita da 1/2 tazza di fagioli cotti, tofu, tempeh, o soia ristrutturata; 40-85 grammi di analoghi della carne; 1 o 2 cucchiai di noci o semi.

✓ Latte di soia fortificato: 3 porzioni.
Una porzione è costituita da 1 tazza di latte di soia fortificato, o formulazioni per l'infanzia o latte materno.

✓ Verdure: 2 o più porzioni.
Una porzione è costituita da 1/4 o 1/2 tazza di verdura cotte, 1/2 o 1 di verdure crude.

✓ Frutta: 3 o più porzioni.
Una porzione è costituita da 1/4-1/2 tazza di frutta conservata, 1/2 tazza di succo o 1 frutto di medie dimensioni.

✓ Grassi: 3 porzioni.
Una porzione è costituita da 1 cucchiaio di margarina o di olio.

Bambini in età scolare

✓ Cereali: 6 o più porzioni per bambini dai 4 ai 6 anni. 7 o più per bambini da 7 ai 12 anni.
Una porzione è costituita da una fetta di pane; 1/2 tazza di cereali, grani o pasta, cotti; o 3/4-1 tazza di cereali pronti all'uso.

✓ Legumi, noci, semi: 1,5-3 porzioni per bambini da 4 a 6 anni; 3 o più porzioni per bambini da 7 a 12 anni.

Una porzione è costituita da 1/2 tazza di fagioli cotti, tofu, tempeh; 85 grammi di analoghi della carne oppure 2 cucchiai di noci, semi o burro di noci e di semi.

✓ Latte di soia fortificato: 3 porzioni.

✓ Verdure: 1,5-3 porzioni per bambini da 4 a 6 anni; 4 o più per bambini dai 7 ai 12 anni.
Una porzione è costituita da 1/2 tazza di verdura cotta o una tazza di verdura cruda.

✓ Frutta: da 2 a 4 porzioni per bambini dai 4 ai 6 anni, 3 o più porzioni per bambini da 7 a 12 anni.
Una porzione è costituita da 1/2 tazza di frutta conservata, 3/4 di tazza di succo o un frutto di medie dimensioni.

✓ Grassi: 4 porzioni per bambini dai 4 ai 6 anni. 5 per bambini da 7 a 12 anni.
Una porzione è un cucchiaio di margarina o di olio.

FONTI VEGETALI DI NUTRIENTI

Tabelle

IL FERRO

ALIMENTO	FERRO (mg/100g p.e.)
Aglio	1.5
Agretti	1.2
Albicocche	0.5
Albicocche disidratate	5.3
Albicocche sciroppate	0.2
Albicocche secche	5
Amarene	0.4
Anacardi	6
Ananas	0.5
Ananas sciroppato	0.2
Arachidi tostate	3.5
Arance	0.2
Arance succo	0.2
Asparagi di bosco	1.1
Asparagi di campo crudi	1.2
Asparagi di serra	1
Avocado	0.6
Banane	0.8
Barbabietole rosse crude	0.4
Barretta al cocco ricoperta di cioccolato	1.3
Basilico	5.5
Bieta cruda	1
Bieta cotta (bollita in acqua distillata senza aggiunta di sale)	2
Biscotti secchi	0.9
Broccoletti di rapa crudi	1.5
Broccolo a testa crudo	0.8
Cacao amaro in polvere	14.3
Caffè tostato	4.1
Canditi (ciliegie, scorzette di frutta, frutti ghiacciati)	1.5
Carciofi crudi	1
Cardi crudi	0.2
Carote crude	0.7
Castagne	0.9
Castagne secche	1.9
Cavolfiore crudo	0.8
Cavoli di bruxelles crudi	1.1
Cavolo broccolo verde ramoso crudo	1.2
Cavolo cappuccio rosso	1
Cavolo cappuccio verde crudo	1.1
Cavolo cappuccio verde cotto (bollito in acqua distillata senza aggiunta di sale)	1.2
Ceci in scatola scolati	1.8
Ceci secchi crudi	6.4
Ceci secchi cotti (bolliti in acqua distillata senza aggiunta di sale e scolati)	2.2
Cetrioli	0.3
Cicoria da taglio coltivata	1.5
Cicoria di campo cruda	0.7
Cicoria witloof o indivia belga	0.3
Ciliege	0.6

Ciliege candite	0.9
Cioccolato fondente	5
Cipolle crude	0.4
Cipolline crude	0.4
Clementine	0.1
Cocco	1.7
Cocco essiccato	3.6
Cocktail di frutta sciroppata	0.3
Cocomero	0.2
Cornflakes	2.8
Crusca di frumento	12.9
Datteri secchi	2.7
Fagioli Borlotti freschi crudi	3
Fagioli Borlotti in scatola scolati	2.2
Fagioli Borlotti secchi crudi	9
Fagioli Borlotti secchi, cotti (bolliti in acqua distillata senza sale e scolati)	2.3
Fagioli Cannellini in scatola scolati	2
Fagioli Cannellini secchi crudi	8.8
Fagioli Cannellini secchi, cotti (bolliti in acqua distillata senza sale e scolati)	1.7
Fagioli crudi	8
Fagioli cotti (bolliti in acqua distillata senza aggiunta di sale e scolati)	2
Fagioli dall'occhio secchi	8.8
Fagiolini freschi crudi	0.9
Fagiolini surgelati, cotti (bolliti in acqua distillata senza sale e scolati)	0.6
Farina d'avena	4.2
Farina di castagne	3.2
Farina di frumento integrale	3
Farina di frumento tipo 0	0.9
Farina di frumento tipo 00	0.7
Farina di mais	1.8
Farina di riso	0.4
Farina di soia	6.9
Farro	0.7
Fave fresche crude	1.7
Fave fresche cotte (saltate in padella senza aggiunta di grassi e di sale)	2
Fave secche sgusciate crude	5
Fecola di patate	0.3
Fette biscottate	3.8
Fichi	0.5
Fichi secchi	3
Fichi d'india	0.4
Finocchi crudi	0.4
Fiocchi d'avena	5.2
Fiori di zucca	2
Foglie di rapa	2.7
Fragole	0.8
Frumento duro	3.6
Frumento tenero	3.3
Funghi coltivati pleurotes crudi	0.9
Funghi coltivati prataioli crudi	0.8

Funghi coltivati prataioli cotti (saltati in padella senza aggiunta di grassi e sale)	0.8
Funghi ovuli	1.1
Funghi porcini	1.2
Germe di frumento (composizione media fra germe di frumento duro e tenero)	10
Germogli di soia	1
Grano saraceno	4
Indivia	1.7
Kiwi	0.5
Lamponi	1
Lattuga	0.8
Lattuga a cappuccio	1.2
Lattuga da taglio	0.9
Lenticchie in scatola scolate	2.3
Lenticchie secche crude	8
Lenticchie secche, cotte (bollite in acqua distillata senza sale e scolate)	3
Lievito di birra compresso	4.9
Limoni	0.1
Limoni succo	0.2
Litchi	0.5
Loti o kaki	0.3
Lupini ammollati	5.5
Macadamia	3
Mais	2.4
Mais dolce in scatola sgocciolato	0.5
Mandaranci	0.3
Mandarini	0.3
Mandorle dolci secche	3
Mango	0.5
Marmellate normali e tipo frutta viva	1.4
Melagrane	0.3
Melanzane crude	0.3
Mele cotogne	0.1
Mele fresche golden	0.2
Mele fresche renette	0.2
Mele fresche senza buccia	0.3
Mele disidratate	2
Melone d'estate	0.3
Melone d'inverno	0.3
Menta	9.5
Miglio decorticato	3.5
Minestre in scatola crema di asparagi	0.3
Minestre in scatola crema di cipolle	0.2
Minestre in scatola crema di funghi	0.2
Minestre in scatola crema di pollo	0.4
Minestre in scatola crema di pomodori	0.3
Mirtilli	0.7
Mora di rovo	1.6
Muesli	5.6
Nespole	0.3
Nocciole secche	3.3

Noci	2.6
Noci pecan	2.4
Noci secche	2.1
Olio di arachide	0.1
Olio di colza	0.1
Olio di girasole	0.1
Olio di mais	0.1
Olio di oliva	0.1
Olio di oliva extra vergine	0.2
Olio di palma	0.1
Olio di soia	0.1
Olio di vinacciolo	0.1
Olive da tavola conservate	3.5
Olive nere	1.6
Olive verdi	1.6
Orzo perlato	0.7
Pane al malto	2.8
Pane di segale	2.5
Pane di tipo 0	0.7
Pane di tipo 00	0.8
Pane di tipo 1	1.4
Pane di tipo integrale	2.5
Pangrattato	2.1
Papaia	0.5
Passiflora	0.6
Pasta di semola cruda	1.4
Pasta di semola cotta (bollita in acqua distillata senza sale e scolata)	0.8
Patate crude	0.6
Patate novelle crude	0.6
Patate arrosto	0.7
Patate a microonde senza aggiunta di acqua e sale	0.6
Patate bollite con buccia (in acqua distillata senza aggiunta di sale)	0.6
Patate bollite senza buccia (in acqua distillata senza aggiunta di sale)	0.4
Patate fritte	0.8
Pepe nero	11.2
Peperoncini piccanti	0.5
Peperoni crudi	0.7
Peperoni rossi e gialli	0.7
Peperoni verdi	0.6
Pere fresche senza buccia	0.3
Pesche senza buccia	0.4
Pesche disidratate	3.5
Pesche sciroppate	0.2
Pesche secche	6
Pinoli	2
Piselli freschi crudi	1.7
Piselli in scatola scolati	1.6
Piselli secchi	4.5
Piselli surgelati	2
Pistacchi	7.3

Pizza bianca	1.1
Pizza con pomodoro	1.5
Pomodori da insalata	0.4
Pomodori maturi	0.3
Pomodori San Marzano	0.3
Pomodori, conserva	2.2
Pomodori pelati in scatola (frutti più succo naturale)	0.2
Pomodori succo	0.4
Pompelmo	0.3
Pop corn	2.7
Porri crudi	0.8
Prezzemolo	4.2
Prugne	0.2
Prugne gialle	0.3
Prugne secche	3.9
Radicchio rosso	0.3
Radicchio verde	7.8
Rape crude	0.6
Ravanelli	0.9
Ribes	1.3
Riso brillato crudo	0.8
Riso brillato cotto (in acqua distillata senza aggiunta di sale)	0.2
Riso integrale crudo	1.6
Riso integrale cotto (in acqua distillata senza aggiunta di sale)	0.5
Riso parboiled crudo	2.9
Rosmarino	8.5
Rughetta o rucola	5.2
Sedano crudo	0.5
Sedano rapa	0.5
Semola	1.3
Soia secca	6.9
Soia latte	0.4
Soia salsa	2.7
Speck	1.6
Spinaci crudi	2.9
Spinaci surgelati	1
Spumante	0.3
Succo di frutta (albicocca e pera)	0.3
Tapioca (farina ricavata dai tuberi della manioca)	1
Tarassaco o dente di leone	3.2
Tè (foglie)	15.2
Uva	0.4
Uva secca	3.3
Uva succo in cartone	0.3
Vegetali misti surgelati (piselli, mais, carote, fagioli)	1.4
Vino da pasto bianco	1
Vino da pasto rosso	1
Zucca gialla	0.9
Zucchero saccarosio	0.3
Zucchine crude	0.5

IL CALCIO

ALIMENTO	CALCIO (mg/100g p.e.)
Aglio	14
Agretti	131
Albicocche	16
Albicocche disidratate	86
Albicocche sciroppate	19
Albicocche secche	67
Amarene	15
Anacardi	45
Ananas	17
Ananas sciroppato	6
Arachidi tostate	64
Arance	49
Arance succo	15
Asparagi di bosco	25
Asparagi di campo crudi	25
Asparagi di serra	24
Avocado	13
Banane	7
Barbabietole rosse crude	20
Barretta al cocco ricoperta di cioccolato	110
Basilico	250
Bieta cruda	67
Bieta bollita (in acqua distillata senza aggiunta di sale)	130
Birra chiara	1
Brandy	1
Broccoletti di rapa crudi	97
Broccolo a testa crudo	28
Cacao amaro in polvere	51
Caffè tostato	130
Canditi (ciliegie, scorzette di frutta, frutti ghiacciati)	60
Carciofi crudi	86
Cardi crudi	96
Carote crude	44
Castagne	30
Castagne secche	56
Cavolfiore crudo	44
Cavoli di bruxelles crudi	51
Cavolo broccolo verde ramoso crudo	72
Cavolo cappuccio rosso	60
Cavolo cappuccio verde crudo	60
Cavolo cappuccio verde bollito (in acqua distillata senza aggiunta di sale)	60
Ceci in scatola scolati	43
Ceci secchi crudi	142
Ceci secchi (bolliti in acqua distillata senza aggiunta di sale e scolati)	58
Cetrioli	16
Cicoria da taglio coltivata	150
Cicoria di campo cruda	74
Cicoria witloof o indivia belga	18

Ciliege	30
Ciliege candite	56
Cioccolato fondente	51
Cipolle crude	25
Cipolline crude	51
Clementine	31
Cocco	13
Cocco essiccato	23
Cocktail di frutta sciroppata	5
Cocomero	7
Cornflakes	74
Crusca di frumento	110
Datteri, secchi	69
Fagioli Borlotti freschi crudi	44
Fagioli Borlotti in scatola, scolati	31
Fagioli Borlotti secchi crudi	102
Fagioli Borlotti secchi cotti (bolliti in acqua distillata senza sale e scolati)	46
Fagioli Cannellini in scatola, scolati	39
Fagioli Cannellini secchi crudi	132
Fagioli Cannellini secchi, cotti (bolliti in acqua distillata senza sale e scolati)	47
Fagioli crudi	135
Fagioli, dall'occhio secchi	37
Fagiolini freschi crudi	35
Fagiolini surgelati cotti (bolliti in acqua distillata senza sale e scolati)	56
Farina d'avena	80
Farina di castagne	50
Farina di frumento integrale	28
Farina di frumento tipo 0	18
Farina di frumento tipo 00	17
Farina di mais	6
Farina di riso	7
Farina di soia	210
Farina d'orzo	39
Farro	43
Fave fresche crude	22
Fave fresche saltate in padella (senza aggiunta di grassi e di sale)	26
Fave secche sgusciate crude	90
Fecola di patate	10
Fette biscottate	55
Fichi	43
Fichi secchi	186
Fichi d'india	30
Finocchi crudi	45
Fiocchi d'avena	54
Fiori di zucca	39
Foglie di rapa	169
Fragole	35
Frumento duro	30
Frumento tenero	35
Funghi coltivati prataioli crudi	6

Funghi coltivati prataioli saltati in padella (senza aggiunta di grassi e sale)	5
Funghi ovuli	17
Funghi porcini	22
Gelato confezionato (sorbetto al limone, in vaschetta)	2
Germe di frumento (composizione media fra germe di frumento duro e tenero)	72
Germogli di soia	48
Grano saraceno	110
Indivia	93
Kiwi	25
Lamponi	49
Lattuga	45
Lattuga a cappuccio	53
Lattuga da taglio	46
Lenticchie in scatola scolate	27
Lenticchie secche crude	57
Lenticchie secche bollite (in acqua distillata senza aggiunta di sale e scolate)	29
Lievito di birra compresso	13
Limoni	14
Limoni succo	14
Litchi	2
Loti o kaki	8
Lupini, ammollati	45
Macadamia	70
Mais	15
Mais dolce in scatola sgocciolato	4
Mandaranci	30
Mandarini	32
Mandorle dolci secche	240
Mango	7
Margarina 100% vegetale	20
Marmellate (normali e tipo frutta viva)	18
Melanzane crude	14
Mele cotogne	4
Mele fresche golden	5
Mele fresche renette	5
Mele fresche senza buccia	7
Mele disidratate	40
Melone d'estate	19
Melone d'inverno	21
Menta	210
Miglio decorticato	17
Minestre in scatola (crema di asparagi)	11
Minestre in scatola (crema di cipolle)	12
Minestre in scatola (crema di funghi)	17
Minestre in scatola (crema di pomodori)	6
Minestrone liofilizzato	120
Mirtilli	41
Mora di rovo	36
Muesli	110
Nespole	16

Nocciole secche	150
Noci	131
Noci pecan	61
Noci, secche	83
Olive da tavola conservate	70
Olive nere	62
Olive verdi	64
Orzo perlato	14
Pane al malto	110
Pane di segale	80
Pane di tipo 0	17
Pane di tipo 00	14
Pane di tipo 1	13
Pane di tipo integrale	25
Pane formato rosetta	20
Pangrattato	110
Papaia	28
Passiflora	10
Pasta all'uovo secca cruda	22
Pasta di semola cruda	22
Pasta di semola cotta (in acqua distillata senza aggiunta di sale e scolata)	4
Patate crude	10
Patate novelle crude	10
Patate arrosto	8
Patate a microonde (senza aggiunta di acqua e sale)	10
Patate bollite con buccia (in acqua distillata senza aggiunta di sale)	10
Patate bollite senza buccia (in acqua distillata senza aggiunta di sale)	5
Patate fritte	11
Pepe nero	430
Peperoncini piccanti	18
Peperoni crudi	17
Peperoni rossi e gialli	17
Peperoni verdi	16
Pere fresche senza buccia	11
Pesche senza buccia	8
Pesche disidratate	62
Pesche sciroppate	3
Pesche secche	48
Pinoli	40
Piselli freschi crudi	45
Piselli in scatola scolati	42
Piselli secchi	48
Piselli surgelati	20
Pistacchi	131
Pizza bianca	20
Pizza con pomodoro	22
Pomodori da insalata	11
Pomodori maturi	9
Pomodori San Marzano	4
Pomodori conserva	27

Pomodori passata	16
Pomodori pelati in scatola (frutti più succo naturale)	9
Pomodori succo	10
Pompelmo	17
Pop corn	10
Porri crudi	54
Prezzemolo	220
Prugne	13
Prugne gialle	4
Prugne secche	59
Radicchio rosso	36
Radicchio verde	115
Rape crude	40
Ravanelli	39
Ribes	60
Riso brillato crudo	24
Riso brillato cotto (in acqua distillata senza aggiunta di sale)	10
Riso integrale crudo	32
Riso integrale cotto (in acqua distillata senza aggiunta di sale)	12
Riso parboiled crudo	60
Riso parboiled cotto [in acqua distillata senza aggiunta di sale]	19
Rosmarino	370
Rughetta o rucola	309
Salsa tomato ketchup	25
Salvia	600
Sedano crudo	31
Sedano rapa	52
Semola	17
Soia secca	257
Soia latte	13
Soia salsa	19
Spinaci crudi	78
Spinaci surgelati	70
Spumante	9
Succo di frutta (albicocca e pera)	8
Tapioca (farina ricavata dai tuberi della manioca)	12
Tarassaco o dente di leone	316
Tè (foglie)	30
Uva	27
Uva, secca	78
Uva succo in cartone	10
Vegetali misti, surgelati (piselli, mais, carote, fagioli)	26
Vino da pasto bianco	9
Zucca gialla	20
Zucchero saccarosio	1
Zucchine crude	21

LO IODIO

ALIMENTO	IODIO (mg/100g p.e.)
Alga arame	71
Alga dulse	4,41
Alga hijiki	39
Alga kombu	265
Alga nori	1,5
Alga wakame	16
Asparagi	4
Avena	6
Bietole (radici)	21
Carote	4
Cavoli	5
Cavolfiore	12
Cetrioli	25
Cipolle	22
Fagioli freschi	4
Fagioli secchi	25
Farina di frumento	4
Frumento	4
Mais	3
Mele	16
Mirtilli	3
Orzo	6
Pane	6
Patate	5
Pere	10
Piselli freschi	23
Pomodori	17
Rape	4
Riso	22
Sale comune da cucina	1,6
Sale iodato	3
Sale marino integrale	2
Segale	7
Spinaci	20
Zucca gialla	12

LO ZINCO

ALIMENTO	ZINCO (mg/100g p.e.)
Anacardi	6
Arachidi tostate	3.5
Bieta cruda	0.78
Bieta cotta (bollita in acqua distillata senza aggiunta di sale)	1.5
Bieta a microonde (senza aggiunta di acqua e sale)	1.76
Carciofi crudi	0.95
Carciofi cotti a microonde (senza aggiunta di acqua e sale)	1.02
Carote crude	2.92
Carote a microonde (senza aggiunta di acqua e sale)	2.1
Cavolfiore crudo	0.7
Cavolfiore a microonde (senza aggiunta di acqua e di sale)	1.04
Cavolo broccolo verde ramoso crudo	2.35
Cavolo broccolo verde ramoso a microonde (senza aggiunta di acqua e sale)	1.95
Ceci in scatola scolati	1.03
Ceci secchi crudi	3.2
Ceci secchi cotti (in acqua distillata senza aggiunta di sale e scolati)	1.7
Cocco	0.5
Cornflakes	0.28
Crusca di frumento	0.99
Fagioli Borlotti in scatola, scolati	0.8
Fagioli Borlotti secchi crudi	2.9
Fagioli Borlotti secchi cotti (in acqua distillata senza aggiunta di sale e scolati)	1.2
Fagioli Cannellini in scatola scolati	0.68
Fagioli Cannellini secchi crudi	3.6
Fagioli Cannellini secchi cotti (in acqua distillata senza sale e scolati)	1.54
Fagioli crudi	3.4
Fagioli cotti (in acqua distillata senza aggiunta di sale e scolati)	0.2
Farina di frumento duro	0.07
Finocchi crudi	0.87
Finocchi a microonde (senza aggiunta di acqua e di sale)	0.66
Frumento duro	2.9
Frumento tenero	3.1
Funghi coltivati prataioli crudi	1.46
Germe di frumento (composizione media fra germe di frumento duro e tenero)	1.22
Lenticchie in scatola scolate	0.8
Lenticchie secche crude	2.9
Lenticchie secche cotte (bollite in acqua distillata senza sale e scolate)	1.1
Macadamia	1
Mais	2.21
Mais dolce in scatola sgocciolato	0.45
Mandorle dolci secche	2.5
Miglio decorticato	2.3
Nocciole secche	2
Noci pecan	5
Noci secche	2.7
Olio di arachide	0.01
Pasta di semola cruda	1.15
Pasta di semola cotta (in acqua distillata senza aggiunta di sale e scolata)	0.5

Patate crude	1.24
Patate novelle crude	1.52
Patate novelle a microonde (senza aggiunta di acqua e sale)	0.86
Patate a microonde (senza aggiunta di acqua e sale)	1.26
Patate cotte con buccia (in acqua distillata senza aggiunta di sale)	1.24
Peperoni gialli a microonde (senza aggiunta di acqua e di sale)	0.76
Peperoni gialli crudi	0.8
Peperoni a microonde (senza aggiunta di acqua e di sale)	1.24
Peperoni rossi crudi	1.36
Pere fresche senza buccia	0.05
Pesche senza buccia	0.35
Pistacchi	2.37
Pizza bianca	0.31
Pizza con pomodoro	0.46
Pomodori maturi	0.11
Pop corn	3.44
Prugne gialle	0.12
Riso brillato crudo	1.3
Riso brillato cotto (in acqua distillata senza aggiunta di sale)	0.5
Riso parboiled crudo	2
Sedano crudo	1.24
Sedano a microonde (senza aggiunta di acqua e sale)	1.25
Spinaci crudi	1.43
Spinaci a microonde (senza aggiunta di acqua e di sale)	1.43
Spumante	0.08
Uva	0.12
Zucchine chiare crude	1.14
Zucchine chiare a microonde (senza aggiunta di acqua e di sale)	0.96
Zucchine scure crude	0.9
Zucchine scure a microonde (senza aggiunta di acqua e di sale)	1.21

LA VITAMINA A

ALIMENTO	VITAMINA A RETINOLO EQ. (mg/100g p.e.)
Aglio	5
Agretti	392
Albicocche	360
Albicocche disidratate	1410
Albicocche sciroppate	26
Albicocche secche	1090
Amarene	24
Ananas	7
Ananas sciroppato	2
Arance	71
Arance succo	38
Asparagi di bosco	155
Asparagi di campo crudi	82
Asparagi di serra	13
Avocado	14
Banane	45
Barretta al cocco ricoperta di cioccolato	40
Basilico	658
Bieta cruda	263
Broccoletti di rapa crudi	225
Broccolo a testa crudo	2
Broccolo a testa cotto (in acqua distillata senza aggiunta di sale)	2
Cacao amaro in polvere	7
Canditi (ciliegie, scorzette di frutta, frutti ghiacciati)	8
Carciofi crudi	18
Carciofi surgelati crudi	18
Carote crude	1148
Cavolfiore crudo	50
Cavolfiore cotto (bollito in acqua distillata senza aggiunta di sale)	60
Cavolfiore cotto (in forno a microonde senza aggiunta di acqua e di sale)	50
Cavoli di bruxelles crudi	220
Cavoli di bruxelles cotti (bolliti in acqua distillata senza aggiunta di sale)	300
Cavolo broccolo verde ramoso crudo	123
Cavolo cappuccio verde crudo	19
Ceci in scatola scolati	3
Ceci secchi crudi	10
Ceci secchi cotti (bolliti in acqua distillata senza aggiunta di sale e scolati)	4
Cicoria da taglio coltivata	267
Cicoria di campo cruda	219
Cicoria di campo cotta (bollita in acqua distillata senza aggiunta di sale)	300
Cicoria witloof o indivia belga	10
Ciliege	19
Ciliege candite	1
Cioccolato fondente	9
Cipolle crude	3
Clementine	12
Cocomero	37
Cornflakes	28

Crusca di frumento	1
Datteri secchi	5
Fagioli Borlotti freschi crudi	18
Fagioli crudi	3
Fagiolini freschi crudi	41
Fagiolini surgelati cotti (bolliti in acqua distillata senza sale e scolati)	30
Farina di mais	67
Fave fresche crude	11
Fave secche sgusciate crude	10
Fichi	15
Fichi secchi	8
Fichi d'india	10
Finocchi crudi	2
Fiori di zucca	252
Foglie di rapa	299
Frumento duro	2
Germe di frumento (composizione media fra germe di frumento duro e tenero)	10
Germogli di soia	24
Indivia	213
Lamponi	13
Lattuga	229
Lattuga a cappuccio	237
Lattuga da taglio	194
Lenti colorate ripiene di cioccolato	28
Lenticchie secche crude	10
Loti o kaki	237
Mais	62
Mais dolce in scatola sgocciolato	24
Mandaranci	25
Mandarini	18
Mandorle dolci secche	1
Mango	533
Margarina 100% vegetale	75
Melagrane	15
Mele fresche senza buccia	8
Melone d'estate	189
Melone d'inverno	5
Menta	123
Minestre in scatola, crema di asparagi	13
Minestre in scatola, crema di funghi	3
Minestre in scatola, crema di pomodori	41
Mirtilli	13
Mora di rovo	2
Nespole	170
Nocciole secche	30
Noci	6
Noci pecan	8
Noci secche	8
Olio di oliva	3
Olio di oliva extra vergine	36

Olive da tavola conservate	30
Olive nere	15
Olive verdi	48
Papaia	265
Passiflora	190
Patate crude	3
Patate a microonde (senza aggiunta di acqua e di sale)	3
Patate cotte con buccia (in acqua distillata senza aggiunta di sale)	3
Pepe nero	19
Peperoncini piccanti	824
Peperoni crudi	139
Peperoni rossi e gialli	424
Peperoni verdi	117
Pesche senza buccia	27
Pesche disidratate	500
Pesche sciroppate	13
Pesche secche	390
Pinoli	9
Piselli freschi crudi	64
Piselli in scatola scolati	69
Piselli secchi	10
Piselli surgelati	68
Pistacchi	43
Pomodori da insalata	42
Pomodori maturi	610
Pomodori San Marzano	610
Pomodori passata	530
Pomodori pelati in scatola (frutti più succo naturale)	400
Pomodori succo	200
Pop corn	20
Prezzemolo	943
Prugne	16
Prugne secche	19
Radicchio verde	542
Ribes	17
Rosmarino	92
Rughetta o rucola	742
Salsa tomato ketchup	230
Salvia	215
Sedano crudo	207
Soia yogurt	26
Spinaci crudi	485
Spinaci surgelati	500
Tarassaco o dente di leone	992
Uva	4
Uva secca	3
Uva succo in cartone	15
Vegetali misti surgelati (piselli, mais, carote, fagioli)	500
Zucca gialla	599
Zucchine crude	6

LA VITAMINA C

ALIMENTO	VITAMINA C (mg/100g p.e.)
Aglio	5
Agretti	24
Albicocche	13
Albicocche disidratate	15
Albicocche sciroppate	5
Albicocche secche	12
Amarene	7
Ananas	17
Ananas sciroppato	13
Arance	50
Arance succo	44
Asparagi di bosco	23
Asparagi di campo crudi	18
Asparagi di campo cotti (in acqua distillata senza aggiunta di sale)	10
Asparagi di serra	24
Avocado	18
Banane	16
Barbabietole rosse crude	7
Barbabietole rosse, cotte (in acqua distillata senza aggiunta di sale)	5
Basilico	26
Bieta cruda	24
Bieta cotta (in acqua distillata senza aggiunta di sale)	18
Bieta a microonde (senza aggiunta di acqua e di sale)	22
Birra chiara	1
Broccoletti di rapa crudi	110
Broccoletti di rapa cotti (in acqua distillata senza aggiunta di sale)	86
Broccolo a testa crudo	54
Broccolo a testa, cotto (in acqua distillata senza aggiunta di sale)	33
Carciofi crudi	12
Carciofi, cotti (in acqua distillata senza aggiunta di sale)	5
Carciofi a microonde (senza aggiunta di acqua e di sale)	10
Carciofi surgelati crudi	10
Cardi crudi	4
Carote crude	4
Carote cotte (in acqua distillata senza aggiunta di sale)	2
Carote a microonde (senza aggiunta di acqua e di sale)	3
Cavolfiore crudo	59
Cavolfiore cotto (in acqua distillata senza aggiunta di sale)	28
Cavolfiore a microonde (senza aggiunta di acqua e di sale)	50
Cavoli di bruxelles crudi	81
Cavoli di bruxelles cotti (in acqua distillata senza aggiunta di sale)	52
Cavolo broccolo verde ramoso crudo	77
Cavolo broccolo verde ramoso cotto (in acqua distillata senza aggiunta di sale)	35
Cavolo cappuccio rosso	52
Cavolo cappuccio verde crudo	47
Cetrioli	11
Cicoria da taglio coltivata	8
Cicoria di campo cruda	17

Cicoria di campo cotta (in acqua distillata senza aggiunta di sale)	8
Cicoria witloof o indivia belga	3
Ciliege	11
Cipolle crude	5
Cipolle cotte (in acqua distillata senza aggiunta di sale)	3
Cipolline crude	6
Clementine	54
Cocco	3
Cocktail di frutta sciroppata	4
Cocomero	8
Fagioli Borlotti freschi crudi	10
Fagioli crudi	3
Fagiolini freschi crudi	6
Fagiolini surgelati, cotti (in acqua distillata senza aggiunta di sale e scolati)	7
Fave fresche crude	33
Fave secche sgusciate crude	4
Fichi	7
Fichi d'india	18
Finocchi crudi	12
Fiori di zucca	28
Foglie di rapa	81
Fragole	54
Funghi coltivati prataioli crudi	3
Funghi coltivati prataioli saltati in padella (senza aggiunta di grassi e di sale)	1
Funghi ovuli	3
Funghi porcini	3
Germogli di soia	13
Guava	243
Indivia	35
Kiwi	85
Lamponi	25
Lattuga	6
Lattuga a cappuccio	27
Lattuga da taglio	59
Limoni	50
Limoni, succo	43
Litchi	49
Loti o kaki	23
Macadamia	1
Mais dolce in scatola sgocciolato	7
Mandaranci	37
Mandarini	42
Mango	28
Marmellate, normali e tipo frutta viva	4
Melagrane	8
Melanzane crude	11
Mele cotogne	14
Mele fresche annurche	6
Mele fresche deliziose	7
Mele fresche golden	5

Mele fresche granny smith	2
Mele fresche imperatore	7
Mele fresche renette	8
Mele fresche senza buccia	6
Mele disidratate	10
Melone d'estate	32
Melone d'inverno	12
Menta	31
Miele	1
Minestre in scatola, crema di pomodori	5
Mirtilli	15
Mora di rovo	19
Nespole	1
Nocciole secche	4
Noci pecan	1
Papaia	60
Passiflora	18
Patate crude	15
Patate novelle crude	28
Patate arrosto	8
Patate a microonde (senza aggiunta di acqua e di sale)	8
Patate cotte (in acqua distillata senza aggiunta di sale)	8
Patate, cotte senza buccia (in acqua distillata senza aggiunta di sale)	6
Patate fritte	9
Patatine fritte in busta	27
Peperoncini piccanti	229
Peperoni crudi	151
Peperoni rossi e gialli	166
Peperoni verdi	127
Pere fresche senza buccia	4
Pesche senza buccia	4
Pesche disidratate	14
Pesche sciroppate	5
Pesche secche	18
Piselli freschi crudi	32
Piselli in scatola scolati	1
Piselli secchi	4
Piselli surgelati	30
Pistacchi	2
Pomodori da insalata	21
Pomodori maturi	25
Pomodori San Marzano	24
Pomodori conserva	43
Pomodori passata	8
Pomodori pelati in scatola (frutti più succo naturale)	18
Pomodori succo	2
Pompelmo	40
Porri crudi	9
Prezzemolo	162
Prugne	5

Prugne gialle	3
Prugne secche	3
Radicchio rosso	10
Radicchio verde	46
Rape crude	23
Ravanelli	18
Ribes	200
Rosmarino	29
Rughetta o rucola	110
Salsa tomato ketchup	2
Sedano crudo	32
Sedano rapa	6
Spinaci crudi	54
Spinaci, surgelati	24
Tarassaco o dente di leone	52
Tartufo nero	1
Uva	6
Uva, succo, in cartone	340
Vegetali misti, surgelati (piselli, mais, carote, fagioli)	9
Zucca gialla	9
Zucchine crude	11

LA VITAMINA E

ALIMENTO	VITAMINA E (mg/100g p.e.)
Anacardi	1
Avocado	6.4
Crusca di frumento	1.6
Germe di frumento (composizione media fra germe di frumento duro e tenero)	16
Macadamia	1
Mais dolce in scatola sgocciolato	0.5
Mandorle dolci secche	26
Margarina 100% vegetale	12.4
Nocciole secche	15
Noci pecan	4
Noci secche	3
Olio di arachide	19.1
Olio di cocco	0.9
Olio di colza	22.2
Olio di germe di grano	133
Olio di girasole	68
Olio di mais	34.5
Olio di mandorle dolci	45.8
Olio di oliva	18.5
Olio di oliva extra vergine	22.4
Olio di palma	33.1
Olio di soia	18.5
Olio di vinacciolo	18.9
Pistacchi	4
Riso integrale crudo	0.7

LA VITAMINA B5 – ACIDO PANTOTENICO

ALIMENTO	ACIDO PANTOTENICO (mg/100g p.e.)
Arachidi	2,5
Arance	0,05-0,3
Avena chicco	1
Banane	0,18
Carote	0,2-1,3
Cavolfiore foglie	0,92
Cavolini di Bruxelles	0,2-0,3
Cavolo cappuccio	1,4
Fagioli freschi	0,8
Fagioli secchi	0,4-1
Farina d'avena	1
Farina di frumento integrale	5
Farina di frumento tipo 00	2,3
Farina di mais integrale	0,35
Farina di segale	1
Farina di soia	1,4
Fragole	0,26
Funghi	1,7
Grano chicco	0,8-1,2
Grano crusca	2,3-2,7
Grano germe	0,3-2
Lattuga	0,1
Lievito da fornaio	20
Lievito di birra	14-35
Lievito secco	14-35
Limoni	0,1
Mais germe	0,3-2
Mele	0,05
Noci	0,8
Ortica foglie	3,9
Orzo chicco	1
Pane di frumento bianco	0,46
Pane di frumento integrale	0,57
Patate	0,26-0,6
Piselli freschi	0,4-1
Piselli secchi	2,8
Pomodori	0,1-0,2
Pompelmi	0,29
Riso crusca	1,5-2,7
Segale chicco	1
Segale germe	1,4
Soia semi	1,8
Spinaci	0,18
Uva	0,1

LA VITAMINA B9 – ACIDO FOLICO

ALIMENTO	ACIDO FOLICO (mg/100g p.e.)
Arance	40
Asparagi punte lessate	155
Bieta lessata	110
Broccoli Verdi lessati	89
Carciofi cuori lessati	155
Cavolfiore bollito	51
Cavolini di Bruxelles lessati	110
Ceci secchi lessati	45
Clementine	26
Fagioli borlotti secchi lessati	39
Fagiolini lessati	57
Fragole	30
Indivia cruda	140
Lenticchie lessate	30
Mandorle	48
Nocciole	72
Noci	66
Patate lessate	26
Piselli surgelati lessati	47
Pistacchi	58
Pomodoro pachino	40
Pompelmi	26
Spinaci surgelati lessati	90

LA VITAMINA H – BIOTINA

ALIMENTO	VITAMINA H (mg/100g p.e.)
Arachidi	39
Arance	1,9
Arance succo	0,5-1,5
Banane	4,4
Carote	2
Cavolfiore	17
Cavolo verde	2,4
Fagioli secchi	9,8
Farina di frumento integrale	7-12
Farina di frumento tipo 00	7
Farina di mais integrale	6,6
Fragole	4
Funghi	16
Grano germe	5
Lattuga	3
Mais chicco	5
Mele	0,9
Pane integrale	1,9
Pesche	17
Piselli freschi	2-3,5
Piselli secchi	18
Pomodori	2
Pompelmi	3
Riso brillato	4-6
Spinaci	7
Uva	3,1

LA VITAMINA PP – NIACINA

ALIMENTO	NIACINA (mg/100g p.e.)
Aglio	1.3
Agretti	0.8
Albicocche	0.5
Albicocche disidratate	3.6
Albicocche sciroppate	0.3
Albicocche secche	3.3
Amarene	0.4
Anacardi	1
Ananas	0.2
Ananas sciroppato	0.2
Arachidi tostate	14
Arance	0.2
Arance succo	0.4
Asparagi di bosco	1.5
Asparagi di campo crudi	1
Asparagi di serra	0.9
Avocado	1.1
Banane	0.7
Barbabietole rosse crude	0.2
Basilico	1.1
Bieta cruda	1.8
Birra chiara	0.9
Broccoletti di rapa crudi	1
Broccolo a testa crudo	1.8
Cacao amaro in polvere	1.7
Caffè tostato	10
Canditi (ciliegie, scorzette di frutta, frutti ghiacciati)	0.5
Carciofi crudi	0.5
Cardi crudi	0.2
Carote crude	0.7
Castagne	1.11
Castagne secche	2.07
Cavolfiore crudo	1.2
Cavoli di bruxelles crudi	0.7
Cavolo broccolo verde ramoso crudo	1.8
Cavolo cappuccio rosso	0.6
Cavolo cappuccio verde crudo	0.6
Ceci in scatola, scolati	0.2
Ceci secchi crudi	2.5
Ceci secchi, cotti (bolliti in acqua distillata senza aggiunta di sale e scolati)	0.9
Cetrioli	0.6
Cicoria da taglio coltivata	0.3
Cicoria di campo cruda	0.3
Cicoria witloof o indivia belga	0.3
Ciliege	0.5
Cioccolato fondente	0.6
Cipolle crude	0.5
Cipolline crude	0.8

Clementine	0.3
Cocco	0.5
Cocco essiccato	0.9
Cocktail di frutta sciroppata	0.4
Cocomero	0.1
Crusca di frumento	29.6
Datteri, secchi	2.2
Fagioli Borlotti freschi crudi	2.7
Fagioli Borlotti freschi, cotti [bolliti in acqua distillata senza sale e scolati)	0.6
Fagioli Borlotti secchi crudi	2.1
Fagioli Borlotti secchi, cotti [bolliti in acqua distillata senza sale e scolati)	0.3
Fagioli Cannellini secchi crudi	3
Fagioli Cannellini secchi, cotti (bolliti in acqua distillata senza sale e scolati)	0.6
Fagioli crudi	2.3
Fagiolini freschi crudi	0.8
Fagiolini surgelati, cotti (in acqua distillata senza aggiunta di sale e scolati)	0.4
Farina d'avena	2.4
Farina di castagne	1
Farina di frumento integrale	5
Farina di frumento tipo 0	1.2
Farina di frumento tipo 00	1
Farina di mais	1.9
Farina di riso	1.4
Farina di soia	2
Farina d'orzo	5.5
Fave fresche crude	1.27
Fave secche sgusciate crude	2.6
Fette biscottate	2.6
Fichi	0.4
Fichi secchi	0.6
Fichi d'india	0.4
Finocchi crudi	0.5
Fiocchi d'avena	1
Foglie di rapa	1.8
Fragole	0.5
Frumento duro	5.7
Frumento tenero	5.4
Funghi coltivati prataioli crudi	4
Funghi ovuli	4
Funghi porcini	4
Germe di frumento (composizione media fra germe di frumento duro e tenero)	6.2
Germogli di soia	0.8
Grano saraceno	4.4
Indivia	0.5
Kiwi	0.4
Lamponi	0.5
Lattuga	0.7
Lattuga a cappuccio	0.3
Lattuga da taglio	0.4
Lenticchie secche crude	2

Lenticchie secche, cotte (in acqua distillata senza aggiunta di sale e scolate)	0.6
Lievito di birra compresso	11.2
Limoni	0.3
Limoni succo	0.2
Litchi	0.5
Loti o kaki	0.3
Lupini ammollati	0.2
Macadamia	2
Mais	1.5
Mais dolce in scatola sgocciolato	0.86
Mandaranci	0.3
Mandarini	0.3
Mandorle dolci secche	3
Mango	0.6
Marmellate (normali e tipo frutta viva)	0.9
Melagrane	0.2
Melanzane crude	0.6
Mele cotogne	0.7
Mele fresche senza buccia	0.3
Mele, disidratate	0.6
Melone d'estate	0.6
Melone d'inverno	0.5
Menta	1.1
Minestre in scatola, crema di asparagi	0.3
Minestre in scatola, crema di funghi	0.3
Minestre in scatola, crema di pomodori	0.5
Minestrone liofilizzato	3.1
Mirtilli	0.5
Mora di rovo	0.07
Muesli	6.5
Nespole	0.4
Nocciole secche	2.8
Noci	0.8
Noci pecan	1.4
Noci secche	1.9
Olive da tavola conservate	1.2
Olive nere	1
Olive verdi	0.5
Orzo perlato	3.1
Pane al malto	2.8
Pane di segale	2.3
Pane di tipo 0	0.8
Pane di tipo 00	1.01
Pane formato rosetta	1.01
Pangrattato	1.8
Papaia	0.3
Passiflora	2.5
Pasta di semola cruda	2.5
Pasta di semola, cotta (in acqua distillata senza aggiunta di sale e scolata)	0.6
Patate crude	2.5

Patate novelle crude	2.4
Patate arrosto	0.7
Patate, a microonde (senza aggiunta di acqua e di sale)	2.5
Patate con buccia cotte (in acqua distillata senza aggiunta di sale)	2.4
Patate senza buccia cotte (in acqua distillata senza aggiunta di sale)	0.5
Patate fritte	0.7
Patatine fritte in busta	4.6
Pepe nero	1.1
Peperoncini piccanti	3
Peperoni crudi	0.5
Peperoni rossi e gialli	0.5
Pere fresche senza buccia	0.1
Pesche senza buccia	0.5
Pesche disidratate	7.8
Pesche sciroppate	0.6
Pesche secche	5.3
Pinoli	2.7
Piselli freschi crudi	2.6
Piselli in scatola scolati	1.2
Piselli secchi	2.2
Piselli surgelati	2
Pistacchi	1.4
Pizza bianca	0.5
Pizza con pomodoro	2.1
Pomodori da insalata	0.7
Pomodori maturi	0.8
Pomodori, conserva	3.1
Pomodori pelati in scatola (frutti più succo naturale)	0.8
Pomodori succo	0.7
Pompelmo	0.2
Pop corn	1.95
Porri crudi	0.5
Prezzemolo	0.6
Prugne	0.5
Prugne secche	1
Radicchio rosso	0.3
Radicchio verde	0.3
Rape crude	0.9
Ravanelli	0.4
Ribes	0.3
Riso brillato crudo	1.3
Riso brillato cotto (in acqua distillata senza aggiunta di sale)	0.4
Riso integrale crudo	4.7
Riso integrale, cotto (in acqua distillata senza aggiunta di sale)	1.4
Salsa tomato ketchup	2.1
Sedano crudo	0.2
Sedano rapa	0.5
Semola	2
Soia secca	2.5
Soia latte	0.1

Soia salsa	3.4
Spinaci crudi	0.4
Spinaci surgelati	0.5
Succo di frutta (albicocca e pera)	0.3
Tarassaco o dente di leone	0.8
Uva	0.4
Uva secca	0.3
Vegetali misti surgelati (piselli, mais, carote, fagioli)	1.2
Zucca gialla	0.5
Zucchine crude	0.7

INTEGRATORI DI VITAMINA B12 DISPONIBILI IN ITALIA

MARCA	PRODOTTO	VITAMINA B12 per pastiglia	NOTE
Nature's Plus	Shot-O-B12	5000 mcg (per spruzzata)	In forma di spray liposomico
Phoenix	Long Life B12	2000 mcg	Pastiglie sublinguali: particolarmente adatte nei casi di carenza
Nature's Plus	Vitamin B12 1000	1000 mcg	Pastiglie
NatureMost Laboratories Inc.	B-12 500 mcg (ref. 2100-V)	500 mcg	Pastiglie

La vitamina B12 è molto sensibile alla luce. Dev'essere conservata solo nel contenitore originale, di plastica o di vetro opachi. Può essere mantenuta anche a temperatura ambiente, purché lontana da fonti di calore.

CONCLUSIONI

di Patrizio Hermes Barbon, pediatra vegetariano

LA VALIDITÀ DI UNA DIETA VEGANA ANCHE PER I BAMBINI

Sempre più conferme arrivano sulla validità della dieta vegana, anche in pediatria. Non ultimo lo studio *China Study* del professor Colin Campbell, della Cornell University, che ha diffuso i clamorosi risultati di 35 anni di ricerche a livello mondiale e più di trecento studi scientifici, a conferma di questa affermazione. L'Italia ha un record europeo per quanto riguarda il numero dei bambini in sovrappeso e quindi un futuro di portatori di patologie croniche. Una dieta vegan è in grado di fornire tutte le sostanze nutritive necessarie per la crescita, prevenendo in modo adeguato questo problema che minaccia il nostro futuro prossimo. Sempre di più infatti, anche a livello politico-economico, si dà importanza alla prevenzione a costo zero, cioè dare il carburante giusto al nostro organismo per mantenerlo in buona salute e quindi fare vera prevenzione primaria a partire dalla prima infanzia.

QUALI SONO LE CONTROINDICAZIONI

Tutti gli esseri umani, fin dall'inizio, hanno una propensione naturale alla corretta e genuina alimentazione, prima che cattive abitudini e l'influenza della pubblicità ingannevole non incomincino a turbare questa propensione. Non vi sono quindi controindicazioni, se tutto si svolge con serietà, consapevolezza e informazione corretta. Anzi, alla prevenzione della obesità e quindi delle patologie cardiovascolari, del diabete, della ipertensione e dei tumori, si aggiunge anche l'efficacia di ridurre notevolmente l'incidenza della carie, delle allergie e intolleranze.

COME DEVE MODIFICARE LA PROPRIA DIETA UNA DONNA VEGANA CHE ASPETTA UN FIGLIO

Innanzitutto deve associare alla dieta un corretto stile di vita:

✓ No fumo
✓ No alcol
✓ No caffeina
✓ Sì attività fisica

Per garantire le dosi raccomandate di ferro, zinco, calcio e vitamina B12 si consiglia per esempio di assumere a colazione:

✓ Frutta
✓ Cereali
✓ Latte o yogurt di soia (non OGM) fortificati
✓ Semi oleosi

A pranzo:

✓ Legumi
✓ Verdure biologiche
✓ Pane integrale

Bere lontano dai pasti e la sera assumere:

✓ Tofu
✓ Cereali
✓ Verdure a foglia verde
✓ Frutta cotta

QUALI SONO I PRINCIPALI MITI DA SFATARE

Si incomincia con lo sfatare la credenza che a una donna in gravidanza occorra mangiare per due e poi che sia necessario bere molto latte, soprattutto di mucca, per produrre altrettanto latte materno. Bastano dosi moderate di latte vegetale, magari fortificato.

SUGGERIMENTI

Consigliare a tutti gli altri componenti della famiglia, il papà, i fratellini, di sostenere la mamma e/o il piccolo nella loro alimentazione.

Servirà ad affrontare meglio e a superare lo stress generato dal «terrorismo» operato da amici e parenti, che cercheranno in tutti i modi di dissuadere da questa scelta di vita.

INDICE

Stampa
PDE Spa presso lo stabilimento di
LegoDigit Srl – Lavis (Tn)
per conto di Lit Edizioni Srl
Largo Giacomo Matteotti 1
Castel Gandolfo (Rm)

ristampa anno

8 7 6 5 4 3 2 1 2013 2014 2015 2016